あなたは〝うつ〟ではありません

山田博規
Hiroki Yamada

ベスト新書
573

はじめに

「あなたはうつ病ではありません。悩みを抱えて一時的に落ち込んでいるだけです」

自分がうつ病かもしれないと思って精神科を訪れた患者に、そんな言葉をかける精神科医は、まずいません。たとえばあなたが「最近よく眠れません」や「食欲がありません」、「何もやる気が出ません」など、とにかくひどく落ち込んでいることを強く訴えたならば、精神科医はおどろくほど簡単にあなたをうつ病（あるいはそれに類する精神疾患）だと診断します。

精神科にあまり馴染《なじ》みのない世間一般の方々からすると、ちょっと信じられない話かもしれませんが、これは事実です。

ところで、かくいう私は、医師ではありますが、精神科医ではありません。専門は内科で、普段はおもに産業医として活動しています。

産業医というのは、企業等で働く人々の健康管理について、専門的な立場から指導や助言を行なう医師です。50人以上の労働者を使用する事業場では、産業医を置くことが法律で義務付けられています。

産業医は、労働者の病気の診断や治療を行なうわけではありませんが、面談等を通じて心身両面の健康状態をチェックする役割を担っています。とくに2015年12月に「ストレスチェック」が50人以上の労働者を使用する事業場で義務化されてからは、私自身、企業等で働く人々のメンタル面の問題に関わることが多くなってきました。そして、その経験を通じて、精神科医の安易なうつ病診断が、労働の現場にさまざまな問題を引き起こしているという事実を知ったのです。

具体的に何が起こっているかは、のちほど詳しく紹介していきますが、問題の原因は、はっきりしています。

現在の精神医学界（日本だけでなく諸外国も含め）のうつ病の診断基準や治療のあり方が根本的に間違っているのです。

そのため、現在のうつ病のパラダイム（大多数の精神科医の間で共有されている、うつ病に対する考え方）を変えない限り、今後もうつ病に関連するさまざまな問題が起こり続けることでしょう。

このように書くと、精神科医の先生方からは「専門医でもない者にうつ病の何がわかるのか」と非難されるかもしれません。

確かに精神医学は専門性の高い分野です。しかし、同時に精神医学界には、医学界全体の中でもとくに閉鎖的で、権威主義的な傾向があることも確かです。

その世界の外側にいる医師だからこそ、見える問題があります。また、その世界に属していない、しがらみのない立場の人間だからこそ、言えることがあります。

あらかじめお断りしておきますが、私はうつ病という病気の存在を否定するつもりはありません。また、うつ病の薬物治療を否定するつもりもありません。もちろん、うつ病をめぐる問題の責任を精神科医にすべて押し付けるつもりもありません。

繰り返しますが、間違いのもとは、現在のうつ病のパラダイムにあるのです。

当然、精神科医の中には、患者さんの病気を治したくて一生懸命に診療している先生がたくさんいます。しかし、皮肉なことに現在のうつ病のパラダイムのもとでは、優秀な精神科医がガイドラインに基づいて真面目に診療するほど、うつ病患者が量産され（その大半は病気ではない人です）、効果もなく終わりも見えない投薬治療に苦しむ人々が増えていく（病気ではない人に薬の効果が見られないのは当然です）という現実があります。

また、一方で明らかに勉強不足であったり、同じ医師として受け入れがたい言動をしたりする精神科医もいます。彼らは患者の訴える症状をいっさい検討することなく、そのまま鵜呑みにしてうつ病だと診断するので（患者の詐病《さびょう》に加担していると思えるようなケースもあります）、やはりうつ病患者を世の中に増やしていきます。

このような背景から、精神科を受診する人が増えれば増えるほど、うつ病患者も増えていくのです。

現在のパラダイムに基づく精神科医のうつ病診断は、患者本人のみならず、周囲の人々や社会にも混乱をもたらしています。とくに私の見てきた労働の現場で起こっている事態は、まさにモラルハザード（道徳的な節度の崩壊）と呼ぶべきものです。しかし、その混乱の実態は、まだ世の中にはあまり知られていないと思われます。デリケートな話題のためか、なかなかマスコミ等で報じられることもありません。

しかし、こうしたうつ病を取り巻く問題がもっと世の中に広まれば、現在のうつ病のパラダイムが変わる大きなきっかけになりえます。私が本書を著した究極の目的もそこにあります。

本書はうつ病を治すためのノウハウを紹介する類の本ではありません。むしろ現在うつ病の投薬治療を受けている方にとっては、受け入れがたい事実がたくさん書かれているかと思います。

ですが、くれぐれも自己判断で現在処方されている薬の量を減らしたり、服用を止めたりしないよう、お願いします。

抗うつ薬をはじめ、精神科で処方される薬は、一般的な薬と比べて体に強く作用するものが多いため、自己判断で減薬したり服用を止めたりすると、体調を悪化させるおそれがあります。

安易な診断でうつ病にされている人が多くいるのは事実ですが、本当にうつ病で苦しんでいる人がいることもまた事実です。後ほど詳しく紹介しますが、本当のうつ病には投薬治療が有効な例もあります。

一方、自分がうつ病ではないかと不安に思っていたり、精神科を受診しようかと悩んでいたりしている人にとっては、本書が確信を与えてくれるかもしれません。

「私はうつ病ではない。精神科にも行かなくていい」と……。

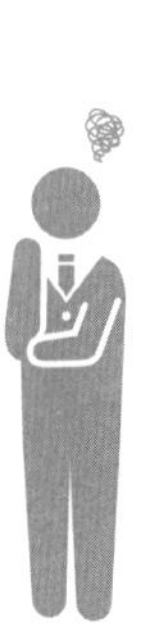

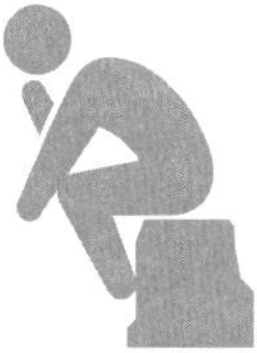

第2章　うつ病を量産する、いいかげんな仮説

第3章　うつ病の診断がおかしい

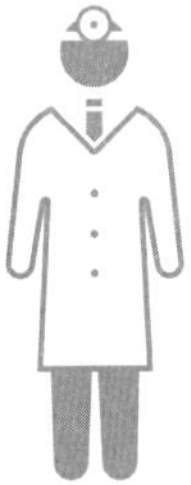

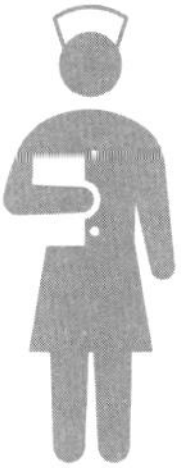

第4章　うつ病の投薬治療がおかしい

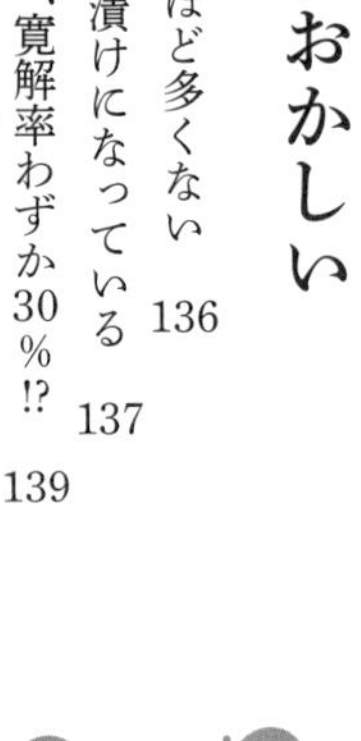

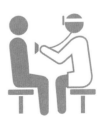

第5章　うつ病のパラダイムがおかしい

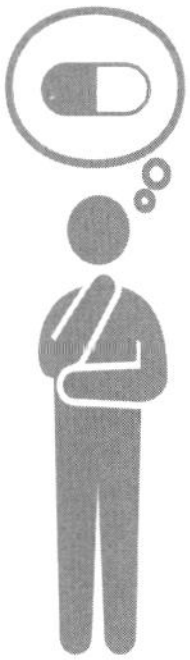

第6章　薬を飲む前にできること

参考文献

おわりに

編集協力　吉田渉吾
イラスト（74Ｐ）瀬芹つくね

第1章

これでいいのか？
うつ病をとりまく社会環境

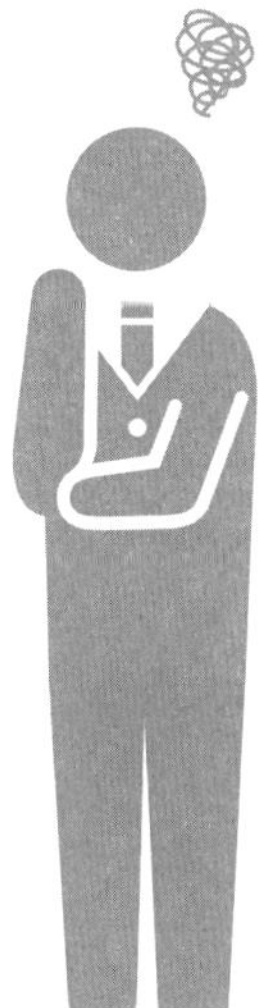

事例①　うつ病で休職して、働かずして家を建てた

いきなりですが、私が産業医を務める専門商社A社で出会った田中さん（仮名）のエピソードを紹介させてください（本書で取り上げる事例は、個人を特定されないよう、実際の話を一部変更しています。もちろん、話を大げさにするなどの脚色は一切していません。また、事例に登場する人名はすべて仮名です）。

田中さんは、年齢40歳前後の男性で、私がA社の産業医を務める数年前にIT技術者として他の会社から転職してきました。しかし、入社直後のオリエンテーションを受けていた時に体調を崩してしまい、会社を休みがちになったそうです。そして、産業医（私の前任者）の勧めで精神科を受診したところ、精神科医からうつ病と診断されました。

私がA社の産業医になった当時、田中さんはうつ病で長期休職している最中でした。

田中さんの上司に確認したところ、どうやらオリエンテーション時にうつ病と診断されて以来、一度も復職することができていないとのこと。田中さん本人は、うつ病で体がだるく、外出すら困難な状態だと会社に報告していました。

私は田中さんと面談することにしました。

うつ病で電話にも出られないというのでなかなか連絡が取れずにひと苦労しましたが、家庭訪問をすることでようやく田中さんと会うことができました。

しかし、第一印象で違和感を覚えたのは、田中さんがまったくうつ病の患者に見えなかったことです。

一般的にうつ病は、社会生活や日常生活が困難になるほど重い気分の落ち込み（うつ状態）が一日中、ほぼ毎日続く病気だとされています。よく例に挙げられるのは、何の原因もなく涙が出てくるような悲哀感にさいなまれたり、身だしなみに気を配れなくなるほど行動を起こすエネルギーが不足したり、ものを考えることすら困難になったりという状態です。

一方、田中さんは、それほど激しく気分が落ち込んでいる様子でもなく、話をしてみると、自分がいかに体調不良であるかを論理的に訴えることができていました。

また、身だしなみに気を配れていないという印象もありません。

さらに、部屋の隅にフィットネスバイクを見つけたので、ふと気になって聞いてみると、日頃はそれで運動をしているとのことでした。

当時の私は、産業医としての経験を通じて精神科医のうつ病診断に疑問を感じ始めていたので、田中さんをあまり病人扱いしないように接していました。すなわち、普通の人に対してするような、ごく常識的な健康上のアドバイスをしたり、復職の意向についても尋ねてみたりといった具合です。

すると、田中さんは次第に面談を嫌がるようになり、面談の直前になると体調が悪くなると言い出したり、「自分の体調について何も考えられないほど、体調が悪いです」と訴えるようになりました。ようするに、完全に私に対して殻を閉ざしてしまったのです。

まるで、ちょっとでも隙を与えると、復職の話を切り出されそうで困ると言わんばかりに……。

そして、ついには面談自体を拒絶するようになりました。

さらに田中さんは、私の想像をはるかに超える驚くべき行動に出ます。

なんと、うつ病での休職中に住宅ローンを組んで新築のマイホームを購入したのです。

A社は給料のいい会社で、福利厚生も充実しており、社員のメンタル対策にも熱心な会社でした。うつ病で休職中の田中さんも、ボーナスこそ少し減るものの、正規の給料の9割ほどを会社からもらっていました。

田中さんはそのお金で家を建てることができたのです。

転職してからオリエンテーションを受けただけで……。

田中さんの上司は、自分の部下がうつ病休職中にマイホームを建てたことを知って「まさにうつ病御殿だな」とつぶやいていました。

病気ではない人も精神疾患にしてしまう、現在の診断基準

健康な人でも、家を買うには一大決心が必要でしょうし、各種の契約や業者との打ち合わせなど、心身ともにかなりのエネルギーを必要とする行為であるはずです。「外出するエネルギーはないが、家を買うエネルギーはある」というのは、常識的に考えて病気ではありえません。

誤解のないように言っておきますが、私は決して「うつ病患者が家を買うなんておかしい」と主張しているわけではありません。

そうではなくて、田中さんのような明らかにうつ病とは思えないような人がうつ病だと診断され、本人もその立場を最大限に利用してまったく働こうとしない――そんな現実が

おかしいと訴えたいのです。

田中さんほど極端ではないにしろ、似たようなメンタル休職の例は、もはや社会問題と言えるほど巷に溢れています。

その直接的な原因は、精神科（心療内科も含む）を訪れた患者に対し、医師が安易にうつ病の診断を下すことにあります。

そう言われると、おそらく精神科医の先生方は反論されることでしょう。

「私は世界的に認められた診断基準に従って患者を診ているのであって、独断と偏見で誰でも彼でもうつ病だと診断しているわけではない」と（実際に精神科医とのやり取りの中で、このように言われたことも少なからずあります）。

確かにその通りです。今日、ほとんどの精神科医は「ＤＳＭ」という世界的に認められた診断基準に基づいてうつ病やその他の精神疾患を診断しています。そして、それが科学的根拠に基づく医療行為であると信じています。

しかし、このＤＳＭが問題なのです。

ＤＳＭは「Diagnostic and Statistical Manual of Mental Disorders」の略であり、日本語では「精神障害の診断と統計マニュアル」などと訳されています。

アメリカ精神医学会によって出版されている書籍であり、1952年に発表されたDSM-Ⅰ（第1版）以来改定を重ねてきました。現在世界中で診断基準として使われているものはDSM-5（第5版）です。

日本では1982年にDSM-Ⅲ（第3版）が翻訳されて以来、徐々に精神科医の間に浸透し、21世紀に入ってから主流の診断基準となりました。

DSMについては第3章でも詳しくとりあげますが、簡単に紹介しておくと、図のように「ほとんど1日中、ほとんど毎日の抑うつ気分（もの悲しさや絶望感）」や「ほとんど毎日の不眠または過眠」、「ほとんど毎日の疲労感、または気力の減退」といった複数のチェック項目があり、患者の訴える症状がそれにいくつ当てはまるか、どの程度あてはまるかで精神疾患を診断するというものです。これを「操作的診断」と言います。

うつ病に関して、このDSMの問題点をひと言で言うと、うつ病の診断基準を広げ過ぎていることです。

すなわち、DSMに機械的に従えば、健康な人でもうつ病患者だと診断されてしまう可能性があるのです。

あるいは、うつ病だと診断して欲しければ、インターネットや書籍等でDSMについて少

DSMのチェックリスト	
A	以下の症状のうち5つ（またはそれ以上）が同じ2週間の間に存在し、病前の機能からの変化を起こしている。これらの症状のうち少なくとも1つは⑴抑うつ気分、または⑵興味または喜びの喪失である。 **注**：明らかに他の医学的疾患に起因する症状は含まない。 ⑴その人自身の言葉（例：悲しみ、空虚感、または絶望を感じる）か、他者の観察（例：涙を流しているように見える）によって示される、ほとんど1日中、ほとんど毎日の抑うつ気分 **注**：子供や青年では易怒的な気分もありうる。 ⑵ほとんど1日中、ほとんど毎日の、すべて、またはほとんどすべての活動における興味または喜びの著しい減退（その人の説明、または他者の観察によって示される） ⑶食事療法をしていないのに、有意の体重減少、または体重増加（例：1カ月で体重の5％以上の変化）、またはほとんど毎日の食欲の減退または増加 **注**：子どもの場合、期待される体重増加がみられないことも考慮せよ。 ⑷ほとんど毎日の不眠または過眠 ⑸ほとんど毎日の精神運動焦燥または制止（他者によって観察可能で、ただ単に落ち着きがないとか、のろくなったという主観的感覚ではないもの） ⑹ほとんど毎日の疲労感、または気力の減退 ⑺ほとんど毎日の無価値観、または過剰であるか不適切な罪責感（妄想的であることもある。単に自分をとがめること、または病気になったことに対する罪悪感ではない） ⑻思考力や集中力の減退または決断困難がほとんど毎日認められる（その人自身の言明による。または他者によって観察される） ⑼死についての反復思考（死の恐怖だけではない）、特別な計画はないが反復的な自殺念慮、または自殺企図、または自殺するためのはっきりとした計画
B	その症状は、臨床的に意味のある苦痛、または社会的、職業的、または他の重要な領域における機能の障害を引き起こしている。
C	そのエピソードは物質の生理学的作用、または他の医学的疾患によるものではない。 **注**：基準のA～Cにより抑うつエピソードが構成される。 **注**：重大な喪失（例：親しい者との死別、経済的破綻、災害による損失、重篤な医学的疾患・障害）への反応は基準Aに記載したような強い悲しみ、喪失の反芻、不眠、食欲不振、体重減少を含むことがあり、抑うつエピソードに類似している場合がある。これらの症状は、喪失に際し生じることは理解可能で、適切なものであるかもしれないが、重大な喪失に対する正常の反応に加えて、抑うつエピソードの存在も入念に検討すべきである。その決定には、喪失についてどのように苦痛を表現するかという点に関して、各個人の生活史や文化的規範に基づいて、臨床的な判断を実行することが不可欠である。
D	抑うつエピソードは、統合失調感情障害、統合失調症、統合失調症様障害、妄想性障害、または他の特定および特定不能の統合失調症スペクトラム障害および他の精神病性障害群によってはうまく説明されない。
E	躁病エピソード、または軽躁病エピソードが存在したことがない。 **注**：躁病様または軽躁病様のエピソードのすべてが物質誘発性のものである場合、または他の医学的疾患の生理学的作用に起因するものである場合は、この除外は適応されない。

出典：American Psychiatric Association：Diagnostic and Satistical Manual of Mental Disorders, 5th ed. DSM-5.APA,2013〔日本精神神経学会（日本語版監修）、高橋三郎・大野 裕（監訳）：DSM‐5精神疾患の診断・統計マニュアル　p. 160～161 医学書院　2014〕より抜粋。

し予習をしていくだけで、簡単にうつ病の診断書を手に入れることができるとも言えます。

常識的に考えて病気ではない田中さんがうつ病と診断されたのも、ＤＳＭによってうつ病の診断基準が過剰に拡大されているからこそなのです。

患者さんの言いなりになる精神科医

もちろん、精神科医の中には、田中さんのようなケースをうつ病だと診断しない人もいます。

しかし、個人的な経験から言わせてもらえれば、そのような良心的な精神科医はほんの一握りです。田中さんがその気になれば、自分をうつ病だと診断してくれる精神科医をすぐに見つけることができます。

実は田中さんのエピソードには、まだ続きがあります。

面談を拒絶するようになった田中さんに対し、私は「このままだと会社から解雇されてしまいますよ」とメールでアドバイスしました。実際、A社は田中さんが休職期間満了後も復職できそうにないなら解雇することに決め、田中さんにもそう通告していました。

するると田中さんは、休職期間が終わるギリギリになって会社に手紙を送ってきました。そこに同封されていたのは「重度のうつ状態。外出困難な状態が継続している」と書かれた精神科医の診断書です。

そして、数日後、田中さんは「私には働く気力があります」といった内容の手紙を会社に送ってきました。それは、ただの手紙ではなく、内容証明つきのものでした。

「なぜ重度のうつ状態で外出困難な人が内容証明付きの手紙を送ることができるのか?」という疑問もさることながら、それ以上に私が不思議に思ったのは、田中さんの通っていた精神科が彼の住む県の2つ隣の県にあったことです。

気になってその精神科医に連絡をとってみると「診断書は田中さんと電話で話をして、それをもとに書きました」という信じられない返事が返ってきました。

電話で話しただけで、患者さんが重度のうつ状態で外出困難かどうかなど、果たしてわかるのでしょうか。

私には、その精神科医が田中さんの言いなりになって、患者のリクエスト通りの診断書を書いたとしか思えませんでした。

一般の方にはちょっと信じられないかもしれませんが、このような精神科医がいるのはまぎれもない事実なのです。

事例②　休職を利用して海外旅行へ

うつ病診断の現状がいかにおかしなものかを知ってもらうために、もう少しエピソードを紹介させてください。ＤＳＭに基づく今日の診断基準では、次のような人達もうつ病だとされるのです。

私が産業医を務める金融会社Ｂ社に鈴木さん（仮名）という30代前半の女性がいました。鈴木さんは営業職で社交的な性格でしたが、上司とそりが合わず、自分の能力が評価されていないことや、希望の部署に配属されないことをいつも不満に思っていました。そうした仕事上の悩みが積み重なって精神科を受診すると、すぐにうつ病だと診断されたそうです。

当時の私はうつ病に関して現在のような問題意識をもっていなかったので、鈴木さんに「気分が落ちこまないように、ゆっくり休んでくださいね」といった言葉をかけた程度でした。

１ヶ月後、面談に来た鈴木さんに近況を訪ねてみると、驚きの答えが返ってきました。うつ病で休職している間に海外旅行を満喫してきたというのです。

鈴木さんからすれば、ゆっくり休んでいいと言われたので休日を利用して海外旅行を楽しんだだけという感覚なのかもしれませんが、私は「なぜこんな元気な人がうつ病と診断されたのだろう」と精神科医療に疑問を抱くようになりました。

事例③　仕事をするエネルギーはない、でも結婚するエネルギーはある

続けて紹介するのは、食品メーカーC社に勤める30代の男性、木村さん（仮名）のエピソードです。

木村さんは私がC社の産業医になる以前にうつ病と診断され、4年ほどの期間、休職と復職を繰り返していました。

もっとも、復職といっても本格的なものではなく、月・水・金の午前中だけの勤務です。私がC社の産業医になった時も、そのような状況が続いていました。

この木村さんがとった驚きの行動は、うつ病の休職中にネット上で女性と知り合い、婚約するにいたったというものです。

詳しく話を聞けば、休職中に家ですることがなかったので、婚活サイトに登録し、そこ

で知り合った女性とデートを重ねていくうちに、結婚の話になったとのことでした。

さらに驚いたのは、相手の女性が車で高速を利用して片道3時間という遠方に住んでいたことです。

彼女とデートを重ねて婚約にいたるには、気力・体力ともに充実していなければ難しかったと思われます。ちなみに、木村さんは週1、2回ほどのペースで彼女と会っていたそうです。

これも誤解のないようにお断りしておきますが、私は別に「うつ病なんだから恋愛や結婚をするな」と言いたいわけではありません。

事例①の田中さんのケースでも述べた通り、うつ病は、激しく気分が落ち込み、行動を起こすためのエネルギーが不足する病気です。一般的には、性欲や体力も低下します。

それを踏まえると、これほどエネルギッシュな木村さんをうつ病だとする診断には疑問を覚えずにはいられません。

ひとりの女性と出会って恋愛し、結婚の話にいたるには、かなりのエネルギーが必要です。身だしなみに気を使ったり、相手を楽しませようと気を配ったりはもちろん、木村さんの場合には、車を片道3時間運転する体力も必要でした。

常識的に考えると、それほど恋愛に費やせるエネルギーがあるなら、徒歩10分の職場（木村さんは会社近くの社員寮に住んでいました）に出勤して仕事をするエネルギーもありそうなものですが……。

うつ病の診断書は、誰も逆らえない「印籠」

ここで紹介した田中さん達のようなケースがうつ病だと診断される例は、ひと昔の日本の精神医学界では考えられないことでした。

それが大きく変わったのは、アメリカの精神医学界から輸入されたＤＳＭが日本の精神医学界に浸透し、うつ病の診断基準が大きく広げられるようになってからです。

その経緯については第２章、第３章で詳しくお話ししますが、ひとつ言えることは、ＤＳＭに基づく現在のうつ病のパラダイム（大多数の精神科医の間で共有されている、うつ病に対する考え方）を変えない限り、田中さん達のようなケースはあとを絶たないということです。

うつ病の診断書さえあれば、服務規律違反と思えるような常識はずれな行動をされても、周囲の人間はその社員に何も注意できなくなります。注意の仕方ひとつで訴訟などを起こされるリスクがあり、ブラック企業の悪評が立つかもしれないからです。

このように労働の現場では、うつ病の診断書がまるで「水戸黄門の印籠《いんろう》」のように扱われ、モラルハザード（道徳的な節度の崩壊）の問題にまで発展することがあります。

しかし、多くの精神科医は自分の書いた診断書がそのような事態を招いていることを知りません。なかには安易なうつ病診断に警鐘《けいしょう》を鳴らしている先生もいますが、残念ながらその声が世間に届いているとは言えないのが現状でしょう。

果たしてうつ病とは、そんなに安易に診断していいものでしょうか。田中さん達は本当に病気なのでしょうか。

たしかに何らかの悩みを抱えて一時的に落ち込んでいたのかもしれませんが、だとしてもそれは薬で治せる類のものなのでしょうか。

仕事の内容や職場の人間関係で悩んで気分が落ち込んでいるなら、それは労働環境の問題として解決すべきものであって、精神科に通って解決できるものではありません。

しかし、今日の日本では、そんな労働環境の問題が個々人のメンタルヘルスの問題にすり替えられてしまっているのです。

この事実は、本書で世に訴えたい大きなテーマのひとつでもあるので、どうか頭の片隅に留めておいてください。

「本当のうつ病」で苦しんでいる人もいる

田中さん達は精神科医からうつ病だと診断されただけであって、本当にうつ病かどうかは疑わしいところですが、世の中には「本当のうつ病」で苦しんでいる人達がいることも確かです。

ここで定義をはっきりさせておくと、本書で言う「本当のうつ病」とは、DSMが日本に輸入される以前のうつ病、やや専門的な言葉で言うと「内因性うつ病」と呼ばれるものです。「従来型のうつ病」と呼ばれることもあります。

DSMが主流となる以前の日本では、ドイツ医学の流れをくむ精神病理学に基づいてうつ病が診断され、激しい気分の落ち込み（うつ状態・抑うつ反応）が、本人の性格やストレス環境に由来するものを「心因性」、体の病気に由来するものを「外因性」、それ以外のもの（はっきりした原因は不明だが、遺伝・身体レベルの何らかの障害に由来すると仮定されたもの）を「内因性」と分類していました。

このうち、いわゆる「うつ病」と見なされていたのは「内因性」だけです。

そのため、人間関係や、仕事の悩み、失恋など、原因がはっきりしている意欲の低下や気分の落ち込みは「うつ病」とは区別されていました。

しかし、日本でＤＳＭが主流になって以降、うつ病の診断基準が広げられ、単なる「人生の悩みによる落ち込み」と思えるようなものまで「病気」として扱う（うつ病等の精神疾患に含められる）ようになってしまったのです。

内因性うつ病には、原因不明の激しい気分の落ち込みが長期間続いたり、意欲や行動力が低下したり、過度に自分を責めたりといった特徴があります。そのため、周囲が「病気」だと気づきやすいのも大きな特徴のひとつです。

そして、この「本当のうつ病」には、抗うつ薬による治療が有効だということがわかっています。

実際に私も産業医としての経験を通じて、本当のうつ病だと思われる人の症状が改善していく様子を見たことがあります。

しかし、一方で田中さん達のようなうつ病（精神科医からはうつ病と診断されたが、単なる「人生の悩みによる落ち込み」の疑いがあるもの）が薬で治ったというケースを、私は実際に見たことがありません。

ディスチミア親和型うつ病とは？

近年では「新型うつ病（現代型うつ病）」と呼ばれるものがマスコミ等で取り上げられ、世間の注目を集めるようになりました。

この「新型うつ病」という名称はマスコミが広めたものであり、専門的な医学用語ではありません。

専門用語で新型うつ病に相当するものとしては、２００４年に精神科医の樽味伸氏（故人）によって提唱された「ディスチミア親和型うつ病」と呼ばれるものがあります。

「ディスチミア（Disthymia）」という単語は、「不調」や「障害」を意味する「ディスオーダー（disorder）」の「ディス（dis）」と、「胸腺（胸骨の裏側にある免疫器官）」を意味する「タイミア（thymia）」からできています。古代ギリシャでは、心の中枢が胸腺にあると考えられていました。

「ディスチミア親和型うつ病」という名前はものものしい響きですが、「ディスチミア」

とは、ようするに「軽い落ち込み」を指していることになります。実際には「抑うつ的」や「活力に乏しい」といったニュアンスでその言葉を使い、命名されたそうです。

ディスチミア親和型うつ病には、自己愛が強く、自分自身に漠然とした万能感をもち、挫折に際しては他罰的（自分ではなく周囲を責める）、自ら積極的にうつ病であることをアピールするといった特徴があります。また、若い人に多いとされるのも大きな特徴のひとつです。

症状としては、仕事中や職場ではうつ状態が強く、プライベートな時間では元気になるとされています。そして、投薬治療や休養ではなかなか改善が見られず、軽症ながら慢性的で治りにくいタイプのうつ病だと言われています。

田中さん達のうつ病がまさにこれに当てはまりそうですが、果たしてこれは病気なのでしょうか。

「新型うつ病」だろうと、「ディスチミア親和型うつ病」だろうと、名前は何でもかまわないのですが、これを病気と定義したところで、彼らを治す方法がなければどうにもなりません。職場での悩みを抱えた人が精神科を受診するたび、うつ病患者の数が増え、終わる見込みのない投薬治療が行われるだけのように思えます。

うつ病の増加は日本の医療制度にも一因がある!?

統計データを見ると、日本のうつ病患者の数は、年々増加しています。

厚生労働省が3年ごとに発表する患者調査によると、うつ病のほかに、躁うつ病、気分変調症などを含めた「気分障害」の患者数は、平成8年度（1996年度）から平成11年度（1999年度）の3年間にかけては8千人の微増ですが、次の平成14年度（2002年度）には一気に71万1千人にまで急増しています。

そして、平成20年度（2008年度）には、とうとう100万人を突破。平成26年度（2014年度）には、調査開始以来最多の111万6千人となりました（平成23年度〈2011年度〉は、東日本大震災の影響により、宮城県の一部と福島県を除いた数値）。

しかし、これらの数字を見る際に注意していただきたいのは、気分障害の患者数の増加が単純に病気としてのうつ病の増加を意味しているわけではないという点です。

前述の通り、うつ病をはじめとする精神疾患の診断基準は、DSMが主流になったことで広げられました。

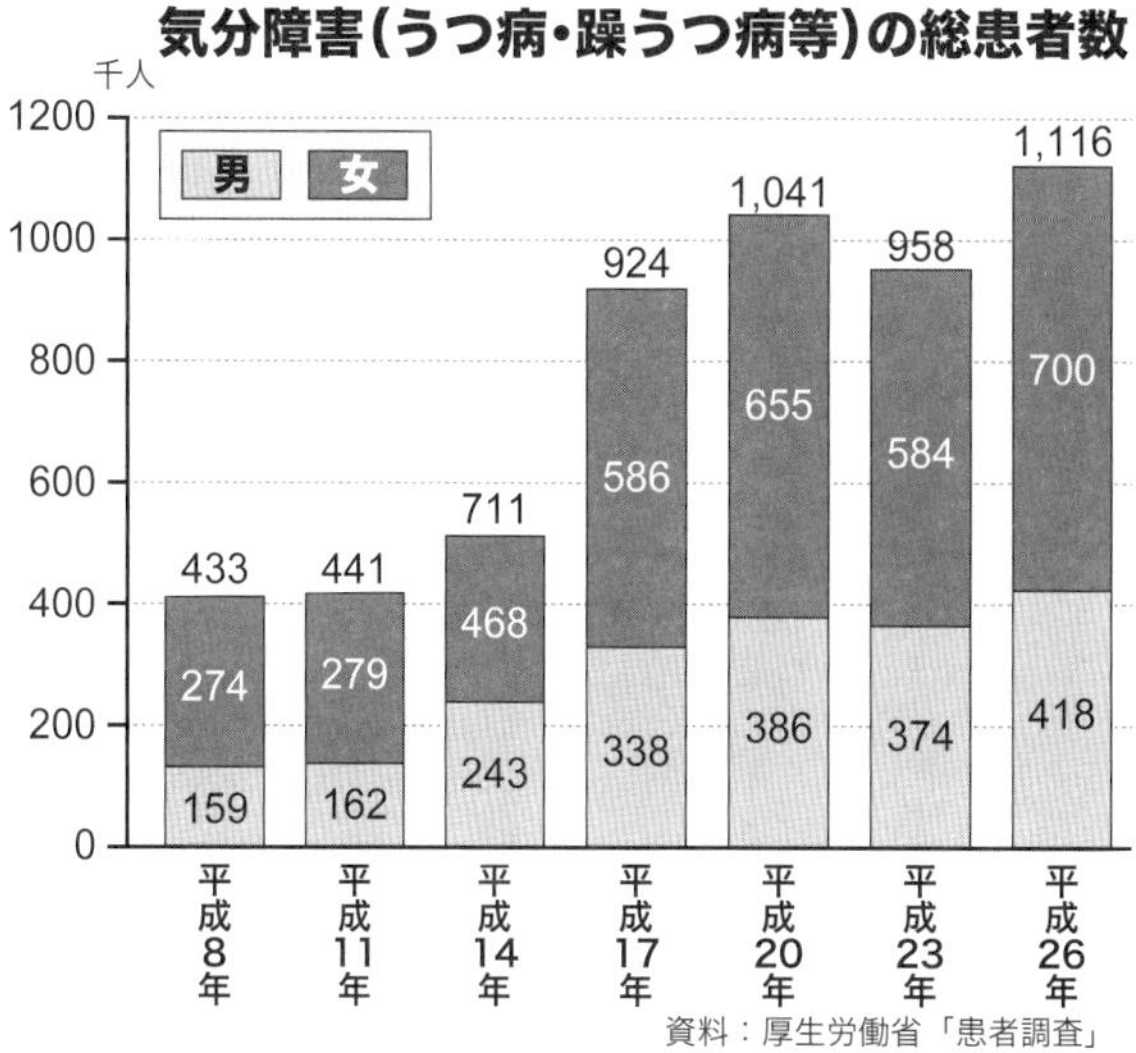

その結果、以前は病気とは見なされなかったようなケース（これまでの事例でみてきた田中さん達のようなケース）も精神疾患だと診断されるようになったため、統計データ上では、うつ病をはじめとする精神疾患の患者数が増えているのです。

また、近年の精神疾患増加の一因には、日本の医療制度上の問題もあります。

日本の社会保険医療では、保険診療の際、被保険者である患者が医療費の一部（原則1～3割）を窓口で支払い、医療機関が残り分を保険者（健康保険組合、国民健康保険組合など）に請求する仕組みになっています。

その請求に際して、必要になるのが患者の傷病名です。

つまり、日本の医療機関は、来院した患者に何かしらの診断名（「胃潰瘍《いかいよう》の疑い」などの疑い病名を含む）をつけなければ、お金（診療報酬）をもらえない仕組みになっているのです。

もちろん、それは精神科でも同じです。

そのため、気分の落ち込んだ患者が来れば、精神科医はＤＳＭの診断基準項目を機械的に当てはめて、初診の段階でひとまず何らかの精神疾患名をつけることが多々あります。冗談のような話ですが「精神科を受診したから、精神疾患になった」というケースが意外なほど多いのです。

しかし、そんな病院側の事情を世間一般の人はほとんど知りません。

形だけでも医者から精神疾患の病名をつけられれば、自分は深刻な病気だと思い込んでしまうことでしょう。

このように日本の医療制度上の問題からも、実体を伴わない精神疾患の患者が増え続けているという現状があるのです。

うつ病とうつ状態は同じもの？

患者調査などの統計調査はアンケートに基づくものなので、その数字は必ずしも正確ではありません。

と言うのも、病院側は内容を精査してアンケートに回答する義務はないため、カルテに「うつ病」や「うつ状態」と記載された患者を機械的にカウントしているケースが珍しくないからです。

うつ状態は、激しく気分が落ち込んで意欲も低下しているという「症状」であって、それ自体が「病気」ではありません。

つまり、うつ病とは別のものです。

確かに、うつ状態は、うつ病の代表的な症状ですが、うつ状態が見られるからといってうつ病だというわけではありません。うつ病以外の病気や、病気以外の原因(失恋のショックや仕事の問題など) でもうつ状態になることがあります。

このうつ状態もうつ病としてカウントされれば、数字の上でうつ病患者が増えるのは当然だと言えます。

ところで、うつ状態は病気（病名）ではないと言っても、実際には本来病名が必要な診断書にそれが記載されることがあります。

そのような診断書を発行する理由は、医師によってさまざまでしょうが、私の個人的な印象では、精神科医がはっきりうつ病だと診断できないような患者に対し、ひとまず「うつ状態」と診断書に書いておくことが多いように思われます。

あるいは、「私は他の医師のように安易にうつ病だと診断していないぞ」というプライドの表われなのかもしれません。

しかし、たとえ精神科医がうつ病とうつ状態を自分なりに区別して診断書を書いているつもりでも、そこに「休養が必要」という文言があれば、どちらもメンタル休職の「印籠」になりえます。ちなみに、事例①の田中さんの診断書（休職期間終了直前に会社に送られてきた診断書）に書かれていたのも「うつ状態」でした。

医学の世界とはちがい、労働の現場では、診断書に書かれた「うつ病」と「うつ状態」は、ほとんど同じものなのです。

企業が産業医に圧力をかけている？

誤解のないようにお断りしておいきますが、私は「うつ状態は病気ではないのだから休職せずに働け」と言っているわけではありません。

労働の現場には、たとえうつ病でなくても、明らかに休養が必要だと思われるようなうつ状態の人がいます。

また、経過をみれば実はうつ病だったというううつ状態があることも十分承知しています。ただ私は、単に患者の話を聞くだけで、患者の言いなりになって診断書に「うつ状態」や「うつ病」と書く精神科の現状に疑問を呈しているのです。

そして、それを書いた精神科医は、たった1枚の診断書が労働の現場にどのような混乱を引き起こしているかを理解していません。あるいは、知っていながら、見て見ぬふりをしています。

このように書くと、みなさんの中には、私が産業医だから企業側に肩入れした主張をしていると思われる方がいるかもしれません。

つまり、企業と産業医がグルになって、メンタルに問題を抱えた社員を無理やり働かせようとしているのではないか、と。

あるいは、本書も、企業側の論理のプロパガンダとして、雇われ先の企業から金をもらって書かされているのでは、と勘繰られているかもしれません。

確かに私はこれまで20社以上の企業で産業医を務めてきました。

しかし、だからと言って企業側に肩入れして何かを主張したことはありませんし、今後もするつもりはありません。

当然ながら、企業側の意向を「忖度《そんたく》」するつもりもありません。

また、社員のメンタル評価に関して、企業側から何かしらの圧力をかけられたこともありません。

むしろメンタルヘルス対策（社員の心の健康へのサポート）の重要性が叫ばれるこのご時世に、産業医にそのような圧力をかける企業はおそらく存在しないでしょう。

はっきり言ってしまえば、企業側は社員のメンタル問題に過剰反応しています。

精神科の診断書をもって来た社員に対しては、言葉ひとつかけるのにも過剰に注意を払い、私がそこまで気を使う必要はないとアドバイスしても「本当に大丈夫でしょうか？

安全配慮義務違反になりませんか？」と念を押されるほどです。

ちなみに、「安全配慮義務」とは、企業等の使用者が労働者を心身ともに安全な環境で働くことができるよう配慮する義務のことです。

その義務には、物理的に危険な作業への安全対策はもちろん、労働者のメンタルヘルス対策も含まれていると解釈されています。実際、労働者の精神衛生への配慮を怠ったことで、使用者に多額の賠償命令を命じた判例が過去にいくつもあります。

ようするに、企業側は、精神科の診断書をもって来た社員に下手な対応をとって訴えられることを恐れているのです。

だから、メンタルに問題を抱えた社員をまるで腫れ物に触るように扱い、診断書に休みが必要と書かれていれば、その通りに休みをとらせるよう最大限の努力を払っています。精神科の診断書という「印籠」に逆らおうものなら、それこそ『水戸黄門』の悪役のように、お上の裁きを受けて「成敗」されかねないからです。

また、大半の企業において、精神科の診断書をもって来るほどメンタルに問題を抱えた社員は、全従業員に占める割合で見ればそれほど多くはありません。なので、企業側からすると、わざわざ産業医をコントロールして数名の社員のメンタル問題を無視するよりも、素直に精神科の診断書に服従したほうが圧倒的にリスクが小さく、ある意味で「楽」だと言えるのです。

メンタルヘルス対策に力を入れればメンタル休職が増える!?

冒頭の事例で見た田中さん達の勤めていた会社は、いずれもコンプライアンス（法令遵守）の意識が高く、従業員のメンタルヘルス対策にも力を入れています。

しかし、皮肉なことに、メンタルヘルス対策を一生懸命頑張っている企業ほど、うつ病をはじめとする精神疾患の社員が多くなってしまうのです。

とくに事例③の木村さんが勤めていた会社は、メンタル対策をしっかりしすぎているため（?）、私が産業医を担当している企業のなかで、うつ病をはじめとする精神疾患の社員が最も多く在籍していました。

また、メンタル休職者の数も圧倒的に多く、一時期は全従業員の約1パーセントにあたる約30人がメンタルの問題を理由に会社を休んでいました。

このような皮肉な事態が生じているのも、ＤＳＭによって過剰に広げられた診断基準により、単なる一時的な気分の落ち込みまでうつ病等の精神疾患にされてしまうからです。

すなわち、メンタルヘルス対策に力を入れている企業ほど、まるでベルトコンベアのように「気分の落ち込んだ社員がいる→産業医と面談させる→産業医から精神科の受診を勧められる→精神科でうつ病等の診断が下される→休職」というメンタル休職を量産する流れができあがっているのです。

本来ならば産業医との面談の段階で精神科の受診にストップをかけられるケースもあるはずですが、なかなかそうはなりません。

その社員に何かあれば責任問題にも発展しかねない上に、かつては私もそのひとりでしたが、大半の産業医は精神科の実情を知らないからです。

ちなみに、一時期は30人ほどのメンタル休職者がいた木村さんの会社ですが、私が産業医を務めるようになってからは、その数がどんどん減っていき、最終的にはひとケタになりました。

これは別に自慢をしているわけではありません。

と言うのも、私は誰かに自慢できるような特別なことをしたわけではないからです。

また、当然ながら、彼らが精神科医に通うのを強制的に止めさせたわけではありません

（そもそも、そのような行為は産業医に認められていません）。

私がしたことと言えば、ただじっくり相手の話を聞いて、なぜ気分が落ち込んでいるのか、その理由に耳を傾けただけです。

そして、たとえば職場の人間関係やオーバーワークに気分の落ち込みの原因があるとわかれば、それが改善されるよう彼らの上司や人事部に掛け合いました。

ただそれだけのことで、従来ならメンタル休職一直線だった気分の落ち込みを解消できるケースが多いのです。

反対に、それをしなければ、彼らはメンタル休職のベルトコンベアで運ばれ、最終的には精神科で無意味な投薬治療を受け続けることになります。

精神科医の処方する薬を飲んだところで、職場の人間関係やオーバーワークの悩みが解消されるわけではありません。仮に薬が効いて多少気分が楽になったところで、問題の根本的な解決にはなりえません。この点を無視しているところが、今日の「メンタルヘルス対策」のおかしな部分だと言えます。

「メンタルヘルス対策」という名の「丸投げ」

みなさんは「メンタルヘルス対策」というワードにプラスのイメージをもっているかもしれません。

確かに「従業員の心の健康をサポートしよう」という姿勢は素晴らしいのですが、その実態はと言うと、とても褒められたものではない面もあります。

なぜなら、メンタルヘルス対策の重要性を説く国（行政）も、それに取り組む企業も、労働環境の改善等によって対処すべき問題を、メンタルヘルス対策という名目で、労働者個人のメンタルの問題にすり替えているからです。

一般的に、働き方の変革や労働環境の改善は、費用や労力の面からも敬遠されがちな課題です。

それに着手することに比べると、気分の落ち込んだ社員が出てくれれば、労働環境を顧みることなく精神科に送り込む「メンタルヘルス対策」のほうがおそらく圧倒的に「楽」でしょう。

少々乱暴な表現ですが、この「精神科医への丸投げ」こそが日本のメンタルヘルス対策の実態だと言えます。

そして、さらに問題なのは、精神科医側もその「丸投げ」を自分達が受け入れられるかのように振る舞っている点です。すなわち、本来ならば労働環境を改善しなければ解消しないような気分の落ち込みをうつ病（やその他の精神疾患）だと診断し、あたかも薬で治せるかのように振る舞っているのです。

これまで見てきたように、精神科の診断書が労働の現場に混乱をもたらしているのはまぎれもない事実です。

しかし、一方で企業側も、精神科医が簡単にうつ病の診断書を出してくれるのをいいことに、気分の落ち込んだ社員を見つけては、積極的に精神科の受診を勧めている面があります。そうすることで「使用者」としての監督責任を果たし、社員のメンタルヘルス対策にしっかりと取り組んでいる姿勢を示せるからです。

こうした背景を踏まえると、もはや今日のうつ病は、個人の病気である以上に、社会構造によって生み出されている「社会の病」だと言えるでしょう。

第2章

うつ病を量産する、いいかげんな仮説

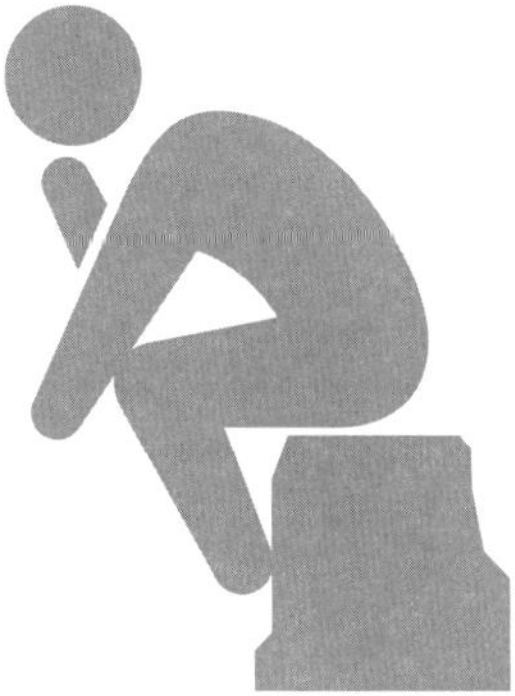

精神科医は、いいかげんな専門家

前章で述べたように、メンタル休職は、メンタルに問題を抱えた社員としっかりと対話し、気分の落ち込みの原因を見つけて対処するという、ごく当たり前の方法である程度防ぐことができます。

それを実行するのは、別にメンタルの専門家でなくても、あるいは産業医でなくても可能でしょう。

職場の上司や同僚との相談で解決できる問題もあります。

その当たり前のことをせずに、形だけのメンタルヘルス対策で「いいかげんな専門家」に問題を丸投げしているから、メンタルヘルス対策に力を入れている企業ほどメンタル休職が増えるという皮肉な現象が起こっているのです。

何しろ、肝心のメンタルの専門家、すなわち精神科医は、その社員の気分の落ち込みを治すどころか、彼を病人に仕立て上げることにひと役買っているのですから……。

「精神科医を〝いいかげんな専門家〟呼ばわりするとはなにごとだ。門外漢が言い過ぎではないか」と思われるかもしれませんが、事実だから仕方ありません。

ここまで断言するのは言い過ぎだと思われる方も多いでしょう。

これは、けっしてひとりひとりの精神科医が、いいかげんな気持ちで診察しているという意味ではありません。

そうではなくて、いくら真摯に診察しようとも、うつ病のパラダイム自体がいいかげんであれば、いいかげんな結論しか出せないのです。

そして、そのパラダイムがいかにいいかげんな代物であるかを知っていただくのが本書の趣旨なのです。

もちろん、精神科医の中には「しっかりした専門家」もいることは承知しています。しかし、少なくとも私が産業医の現場で接する精神科医たちは、臨床の現場で実際にかなりいいかげんな診断と治療をしています。

何がどういいかげんなのかと言うと、DSMという「いいかげんな仮説」を絶対的なものだと信じて病気を診断し、モノアミン仮説というまた別の「いいかげんな仮説」に基づいてあまり効果のない投薬治療をしているのです。

そもそも精神医学界という業界自体が、DSMを根拠に、本来病気ではないものを心の病気だと言い張って、精神疾患の患者を増やすという「いいかげん」なことをしてきた歴史があります。近年、世間で騒がれているうつ病患者の急増は、その最たる例です。

また、あまり知られてはいませんが、現在使われているDSM‐5では、肉親が死んだ悲しみが長引いてもうつ病と診断できることになっています。さらに驚くべきことには、痴漢行為をやる人も病気だと診断されてしまいます。

あまねく人生における悩み、不都合なこと——DSMは、それらすべてにもっともらしい病名を付けて、精神科の病気にしてしまっているのです。

それが本当に薬で治ればいいのですが、当然ながらそんな病気を治す薬など、どこにもありません。DSMが「いいかげん」と言われてもやむをえないゆえんです。

新薬の登場でうつ病患者が急増した

左のグラフをご覧ください。これは前章で紹介したのと同じグラフですが、注目していただきたいのは、うつ病等の気分障害の患者数が21世紀以降に急増している点です。

21世紀以前には、患者数にそれほど変化は見られません。

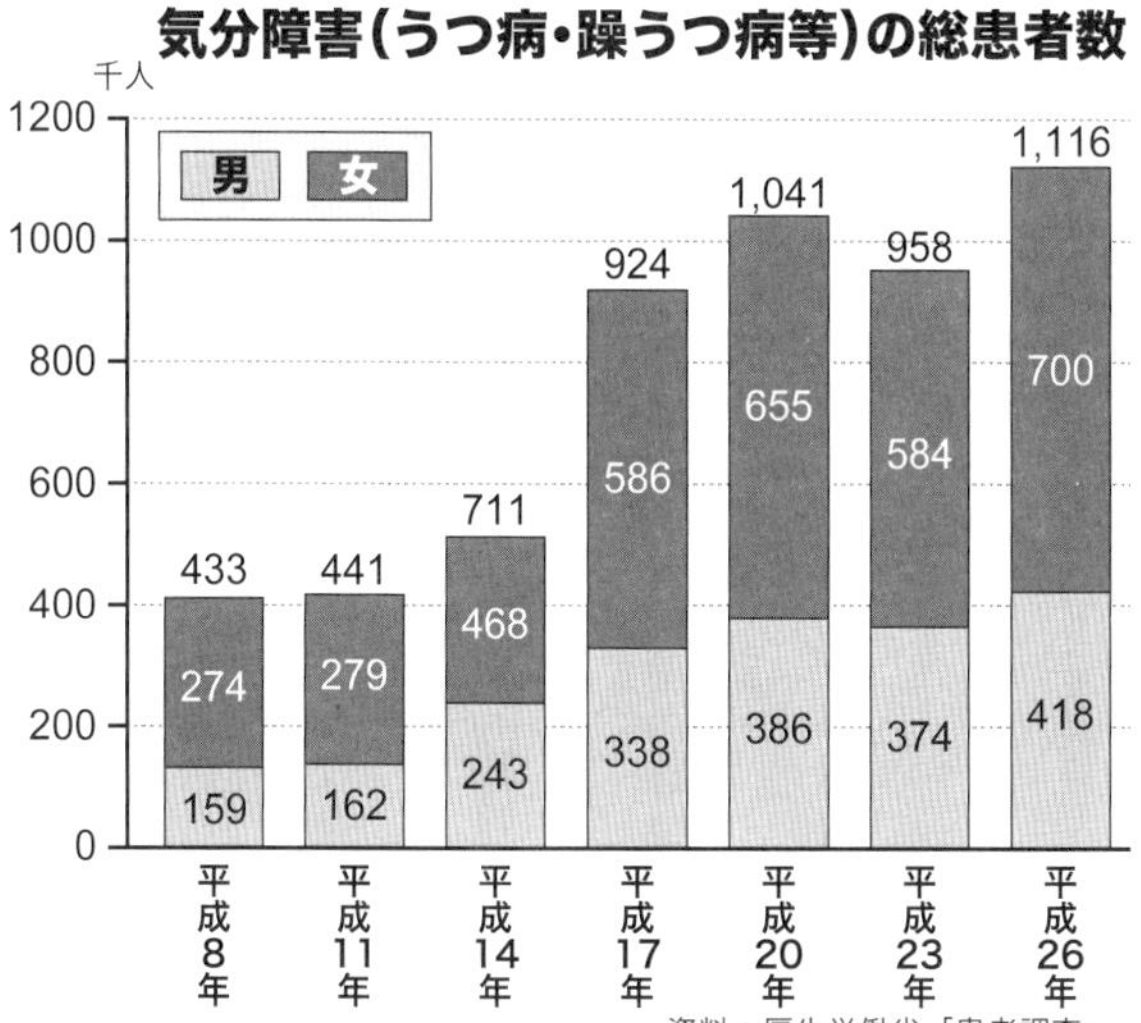

資料：厚生労働省「患者調査」

平成8年度（1996年度）は43万3千人、平成11年度（1999年度）は44万1千人と8千人微増している程度です。

しかし、21世紀に入った平成14年度（2002年度）調査では、患者数が一気に71万1千人へと急増しています。

では、そのわずか3年の間に、いったい何が起こったのでしょうか。

うつ病患者急増の直接的な原因は、前章でも述べた通り、DSMが日本の精神医学界で市民権を得て、うつ病の診断基準が過剰に広げられたことにあるのですが、そのきっかけとなる出来事が2000年前後に起こっています。

それは、SSRI（選択的セロトニン

再取り込み阻害薬）という種類の抗うつ薬の販売が日本で開始され、普及していったことです。

ＳＳＲＩは、当時欧米では、うつ病の特効薬であるかのように喧伝されて、世界的に大ヒットしていました。それが少し遅れて海外から日本に入って来たというわけです。

なお、このＳＳＲＩがどのような薬であるかはのちほど詳しく紹介します。ここではそういう種類の抗うつ薬があることを知っていただければ十分です。

さて、ここまでの話を聞いて「特効薬のような新しい薬が日本に入ってきたなら、日本のうつ病患者は減るはずでは？」と疑問に思われた方もいることでしょう。

確かにその通りです。特効薬の登場によってその病気の患者数が急増するというのは、明らかにおかしな話だと言えます。

しかし、日本のうつ病患者がＳＳＲＩの販売開始以降に急増しているのは、まぎれもない事実です。

そこには、イギリスのグラクソ・スミスクライン（ＧＳＫ）社やアメリカのイーライリリー社などをはじめとする海外の大手製薬会社の大規模なマーケティング戦略が関係しています。

日本でうつ病は「珍しい病気」だった

ＳＳＲＩが販売される前の日本では、うつ病はあまり世間にその名前や存在が知られていない「珍しい病気」でした。

また、当時は精神疾患全般に偏見をもっている人も多く、精神科を受診すること自体、世間体が悪いものとして避けられる傾向にありました。

そうした事情もあり、１９９０年代の初め頃までは、海外の製薬会社も、日本にＳＳＲＩを売り込むのは難しいと考えていました。

しかし、やがて日本で過労死や自殺の増加が社会問題になったり、１９９５年の阪神・淡路大震災で被災者の心のケアが叫ばれるようになったりし始めたことから、風向きが変わり始めます。

これだけ自殺者が多く、「心」に関心が高まっているのだから、日本には、認識不足から自身のうつ病を自覚していない「隠れうつ病患者」がたくさんいるはずだ――ＳＳＲＩを日本に売り込みたい海外の製薬会社はそう考え、未開拓の日本のうつ病市場に商機を見いだすようになったのです。

また、その頃からマスコミやオピニオンリーダー的な一部の精神科医が中心となって、欧米のメンタルヘルスがいかに進んでいるか（加えて日本のそれがいかに世界から遅れているか）を世間に訴えかけるようになったことも、製薬会社にとっては大きな追い風になりました。

ただ問題は、当時日本でうつ病と言えば、ドイツ流の精神病理学診断に基づく内因性うつ病だと認識されていたことです。

今日でも言えることですが、たとえ激しく気分が落ち込んでいても、この内因性うつ病に該当する人は、実はそれほど多くはありません。ＳＳＲＩ販売以前の日本でうつ病が世間一般にあまり知られていない珍しい病気だったのもそのためです。

うつ病患者の絶対数が少なければ、当然ＳＳＲＩが処方される機会も少なくなります。それはつまり、製薬会社がＳＳＲＩの販売で得られる利益も少なくなるということです。

そこで、ＧＳＫ社をはじめとする製薬会社は、日本人の「隠れうつ病患者」を掘り起こすべく、ＳＳＲＩの日本での販売に合わせて、大々的なうつ病啓発のキャンペーンを実施しました。

その際に使われたのが「うつは心の風邪」という有名なキャッチフレーズです。

海外の大手製薬会社が日本にうつ病を「輸出」した!?

「うつは心の風邪」という表現を聞いたことはないでしょうか。

日本ではまず1999年に国内初承認のSSRIであるデプロメール（一般名フルボキサミン）が販売され、続く2000年にパキシル（GSK社の開発したSSRIで一般名パロキセチン）が販売されました。

「うつは心の風邪」は、その頃にGSK社によって広められたキャッチフレーズです。

その意図するところは、うつ病は特殊な人だけがなる珍しい病気ではなく、風邪のように誰でもなりうる一般的な病気であるという認識を世に広め、日本人の精神疾患に対する偏見やタブー視をなくし、精神科に通うことの敷居を下げることにありました。

それと同時に「あなたを今苦しめている気分の落ち込みは、精神科に行けば風邪のように薬で治せるかもしれない」というメッセージも暗に伝えています。

さらに言うなら、うつ病を風邪にたとえることで、うつ病の薬（SSRI）が風邪薬のように安心で安全なものだという印象を与える意図もあったのでしょう。

また、ＧＳＫ社は、この「うつは心の風邪」キャンペーンの一環として、同社が出資したテレビＣＭでこんなメッセージを世間に訴えかけました。


「いつからですか？　いつから我慢してるんですか？」

「『うつ』は1ヶ月、つらかったらお医者さんへ」

「それ以上我慢しないでください」


ここで強調されているのは、気分の落ち込みの「つらさ」と「1ヶ月」という期間だけであり、気分の落ち込みの「理由」については、触れられていません。

しかし、うつ病のイメージをシンプルかつ曖昧に伝えた効果は絶大で、このＣＭによって「どんな理由であれ1ヶ月以上つらい気分の落ち込みが続けばうつ病の可能性がある」という「うつ病観」が日本に定着していきました。

それはまさしく今日の日本のうつ病観、すなわちＤＳＭの診断基準によって拡大されたうつ病の概念です。

こうしてＧＳＫ社が仕掛けた「うつは心の風邪」キャンペーンをきっかけに、うつ病は、珍しい病気から一転して風邪のように一般的な病気だと世間に認識されるようになり、それまで本人も周囲も無自覚だった「隠れうつ病患者」がうつ病予備群として巷に溢れるようになりました。

言うなれば、自社の薬を売りたい製薬会社のマーケティング戦略によって、欧米のうつ病観（うつ病はＤＳＭに基づいて診断され、ＳＳＲＩによって治療されるべきである）が、ＳＳＲＩとともに日本に「輸出」されたのです。

当初は日本の精神科医に認められていなかったＤＳＭ

一方、ＳＳＲＩを処方する立場となった日本の精神科医も、そうしたうつ病の概念の変化を受け入れました。

今でもそうかもしれませんが、当時から日本の精神医療は何かにつけて欧米、とくにアメリカの「先進的な精神医療」と比較されることが多く、阪神・淡路大震災後に高まりを見せていた「アメリカのように日常レベルでのメンタルケアにもしっかりと取り組むべきだ」という世論に、大半の精神科医がとまどっていました。それまで精神科を敬遠してきた世間が一変して「私達の抱えている不安をどうにかしてほしい」と訴えるようになったわけですから、とまどうのも当然です。

そもそも当時の日本の精神科医が主に治療していたのは、内因性うつ病のほか、統合失調症や躁うつ病などのいわゆる「重篤な精神疾患の患者」であり、家庭や職場等の悩みを理由とする気分の落ち込みを病気だとは見なしていませんでした。

言ってしまえば、当時の日本の精神医学界は、アメリカ的な精神医療を求める世間の期待に応えられるだけの手段もノウハウも持ち合せていない状況だったのです。

ＳＳＲＩは、そんな「世界から遅れた」日本の精神医学界に製薬会社が救いの手を差し伸べる形で日本に入ってきました。「気分の落ち込みを訴える患者が来れば、とりあえずこの薬を処方しておけば大丈夫。欧米ではそれが一般的です」とでも言わんばかりに。

また、それに伴って、アメリカ的な精神医療を実現する上で欠かせない診断のノウハウが日本の精神科医学界で市民権を得ることになりました。

そう、ＤＳＭです。

前章で述べた通り、ＤＳＭ自体は、ＳＳＲＩが日本で発売されるずっと前の１９８２年に日本語に翻訳され、日本に入って来ていました。

しかし、実のところ、当時の日本の精神科医は、ＤＳＭを精神疾患の診断基準として、まったくと言っていいほど認めていませんでした。

当時日本で主流だったのは、ドイツ流の精神病理学に基づく「従来型診断」です。

従来型診断では、患者の気分の落ち込みが精神疾患に該当するか否かを厳密に鑑別する努力がなされていました。

そのため、従来型診断に慣れ親しんでいたベテラン精神科医ほど、ＤＳＭの「操作的診断」、すなわち患者の訴える症状が精神疾患の特徴的症状に何項目該当するかで診断を下す手法に否定的でした。

つまり、当時の精神科医の多くは「ＤＳＭ？　あんなアンケート調査のような曖昧なもので精神疾患を鑑別できるわけがない」と思っていたのです。

ただし、従来型診断で精神疾患を鑑別すると言っても、それは大変難しい作業であり、精神科医の技量によって診断に差が出てしまう（病名が異なる）というのが現実でした。

一方、ＤＳＭに基づけばそのように医師の個人的能力によって診断に差が出ることはありません。

極端な話、素人でもかなりの確率で精神科医と同じ病名を導き出せます。

ようするに、精神病理学に基づく従来型診断は、経験を積んだベテラン精神科医でも難しく、ＤＳＭに基づく操作的診断は、経験の浅い若手の精神科医でも簡単なのです。

そのため、日本でメンタルヘルス対策の需要が高まるにつれ、日本の精神医学界は、若手医師を中心に、ＤＳＭのわかりやすさ・簡単さに傾いていきました。

ちなみに、そうした経緯もあって、現在でも年配の精神科医の中には、ＤＳＭに否定的な方が少なからずいます。

ＤＳＭという「黒船」の襲来

日本の精神医学界にＤＳＭが本格的に普及する決定打となったのも、海外の製薬会社のマーケティング戦略でした。

ＧＳＫ社は２０００年10月に京都で有識者を招いて会議を開き、そこで話し合われた内容をもとに、同社のＳＳＲＩ「パキシル」を売り込むためのマーケティング戦略を立てました。

会議に招かれたのは、欧米や日本の精神科医のオピニオンリーダーにあたる人々です。

この会議では「まだまだ日本ではうつ病の認知度が低い。一般のかかりつけ医にもほとんど知られていないため、現状はうつ病や不安を抱える人々のうち、ほんのひと握りしか適切な治療を受けられていない。もっとうつ病の認知と診断を支援していくべきだ」という結論がコンセンサス（一致した意見）として導き出されました。

これを製薬会社の主張に「翻訳」すると「日本でもうつ病に苦しむ人々がたくさん見逃されているはずだから、現在の診断基準〈従来型診断〉を見直して、SSRIで彼らを救ってあげるべきだ」といった内容になるかと思われます。

この京都会議のあと、GSK社のMR（医薬情報担当者）は、全国各地の精神科を週に2回のペースで訪問しました。そして、先のコンセンサスをもとに「DSMによるうつ病の早期発見、SSRIによる早期治療こそ、最新の世界標準の精神医療である」という認識を日本の精神科医の間に広めていきました。

やや乱暴な言い方をすると、海外の製薬会社が「世界的に偉い先生方が日本の精神医療は遅れていて不十分だと言っています。あなたは今まで通りの古臭い診療をやっていて大丈夫ですか」と日本の精神科医を「啓蒙」したわけです。

これにより、巷の精神科医は、診断の役に立たないと思っていたDSMを無視できなくなりました。

それどころか、ＤＳＭを用いずに従来の伝統的診断をしていると「あの先生は遅れている」と見なされる空気が日本の精神医学界につくられていったのです。

日本の精神医学界にＤＳＭが浸透していった経緯は、まさに「黒船の襲来」です。

江戸時代の末期、日本は、黒船に象徴される圧倒的軍事力を背景に、アメリカと不平等条約を結ばされました。ある意味、価値観の押し付けです。その歴史をなぞるかのように、日本の精神医学界もＤＳＭの価値観を押し付けられたと言えます。

本当の病気だけを治すという考え方は遅れている。これからの精神科は人生の悩みすべてに対応するべきだ――日本の精神医学界は、そんな考え方を何の検討もせず一方的に受け入れてしまったのです。その背景には「アメリカの偉い先生が言っているから間違いないだろう」という、今日に通じる対米追従主義があったのだと思われます。

本当に日本の精神医療は遅れていたのか？

アメリカは進んでいて、日本は遅れている――今も昔も、そして精神医療に限らず、どの分野においてもよく言われることですが、果たして本当にそうなのでしょうか。少なくとも精神医療に関しては、その認識は間違っているような気がします。

深刻な精神疾患だけでなく、人生の悩みによる落ち込みも、精神科に行って薬をもらって治そうという考え方は、今日のアメリカで一般的な発想です。

しかし、昔からそうだったわけではありません。

１９８８年に「ＤＡＲＴキャンペーン」という大々的なうつ病啓発キャンペーンをアメリカ精神医学会と製薬会社が共同して行った結果、人生の悩みでも気軽に精神科を受診する考え方がアメリカで広まったのです。

「ＤＡＲＴ」とは「Depression - Awareness, Recognition, and Treatment Program（うつ病 - 気づき、認識、治療プログラム）」の略です。

このキャンペーンは「うつ病の症状やその治療法があることを世間の人々に知ってもらう」や「世間のうつ病に対する態度や偏見を変え、うつ病が〝人間としての弱さ〟ではなく病気だという理解を促す」などの目標を掲げて推進されました。

ようするに「あなたのその気分の落ち込みはうつ病かもしれません。うつ病ならば、治療が可能です。うつ病を早期発見して早期治療しましょう」というメッセージを世間に広めるために行われたキャンペーンです。

日本で展開された「うつは心の風邪」キャンペーンのアメリカ版……と言うよりもこちらが本家なので、そのルーツだと言えます。

しかし、うつ病を疑って精神科を受診したところで、人生の悩みのすべてが薬で治るわけではありません。「DART」キャンペーンはある意味、誇大広告だと言えます。

そんな誇大広告によってつくられた、人生の悩みまでも精神科で治そうとする考え方が本当に「進んでいる」といえるのでしょうか。

ましてやそれを「遅れている」日本に持ち込む必要が本当にあったのでしょうか。「遅れている」とされた従来の日本の「人生の悩みと病気を区別して、本当の病気だけを治療する」という考え方のほうが、「医学」としてはるかに健全だと思われます。

さまざまな「善意」が今日の混乱をもたらした!?

海外の製薬会社が日本に欧米のうつ病を「輸出」したという話を詳しく紹介していくと、欧米と日本の比較文化論的な話題にまで及ぶので、このあたりで止めておきます。

もし興味をもたれた方がいれば、『クレイジー・ライク・アメリカ』（イーサン・ウォッターズ著・阿部宏美訳、紀伊國屋書店）という本に詳しく書かれているので、ぜひご一読ください。

誤解のないようにお断りしておくと、私は「海外の製薬会社の陰謀で日本のうつ病患者が増えた」や「海外の製薬会社が日本の社会を悪い方向に変えようとしている」などといった、いわゆる「陰謀論」を唱えるつもりはまったくありません。

資本主義社会の企業が利益を追求するのは当然のことです。

たとえば、たばこの影響で肺がんの患者が増えたからといっても、それはたばこ会社が単純に利益を追求した結果に過ぎません。

それをたばこ会社の陰謀ととらえてしまうと、実態とはかけ離れてしまいます。

また、たばこ会社がたばこを売っていることを非難するのも筋違いだと言えます（もちろん、どのジャンルの企業にしても、自社に都合のいいように研究データ等の事実を捻じ曲げるといった「行き過ぎた利益追求」に関しては非難されるべきですが……）。

確かにこれまで述べてきた通り、ＧＳＫ社をはじめとする海外の製薬会社が日本にＳＳＲＩを売り込んだ結果、日本のうつ病患者が急増したのはまぎれもない事実です。

しかし、別にそれは「陰謀」や「悪意」によるものではなく、むしろ「善意」に基づく利益追求だったという解釈が実態に近いと思われます。

　毎年多数の自殺者が出ているのは、日本人がうつ病という病気をよく知らず、メンタルケアの面でも欧米に遅れているからだ。ならば、うつ病の啓発活動をしっかり行えば、自分が病気であることを自覚し、我が社のＳＳＲＩで救われる人もたくさんいるはず。我々は薬の販売を通じて日本人のメンタルヘルス向上に貢献しようとしているのだ――もちろん多少は割り引いてとらえる必要があるかもしれませんが、海外の製薬会社の人々が当時そのような使命感に燃えてＳＳＲＩを日本に売り込もうとしていたという話も聞いたことがあります。

　それほどまでに彼らは自社のＳＳＲＩの効果に自信をもっていたのです。

　アメリカが民主主義を絶対的な正義と信じて、他の国にもそれを押し付けようとする心理と構造的には同じものだと言えます。

　一方、当時の日本の精神科医がＳＳＲＩの導入やＤＳＭの採用に前向きだったのも、メンタルヘルスの充実を求める社会的な要請に応えたいという「善意」が根底にあったからでした。

　彼らもまた「うつ病の診断基準を広げて患者を増やし、ひと儲けしてやろう」などと考えていたわけではありません。

あくまでベースにあるのは「気分が落ち込んでいる患者さんを何とかしてあげたい」という「善意」です。

ただ「いいかげんな仮説」に基づいて診療を行なっているため、いくら善意や熱意があろうとも、結果として「いいかげんな専門家」になってしまっているのです。

今日のうつ病をめぐる諸問題は、製薬会社や精神科医を悪者だと決めつけられるほど単純なものではありません。

むしろ、さまざまな「善意」が絡み合って物事が全体的におかしな方向に進んでいるからこそ、問題の根が深いと言えるのです。

うつ病は「いいかげんな病気」

ここまで長々と日本でのＳＳＲＩの発売とうつ病急増の関係を述べてきたのは、製薬会社や精神科医を糾弾するためではありません。ただ今日のうつ病（ＤＳＭで診断基準が広げられたうつ病）が形づくられた経緯をみなさんに知ってほしかったのです。

実は当事者であるはずの精神科医でさえ、製薬会社のマーケティング戦略によって日本のうつ病のストライクゾーンが広げられていったという経緯を知っている人はそれほど多くありません。

よくメインストリームの精神科医（日本の精神医療の現状に疑問を感じていない精神科医）の書くうつ病関連の書籍では「うつ病の患者が２０００年頃から急激に増えたのは、うつ病の認知度が上がり、受診する人が増えたからです」といった解説がされています。

しかし、その認知度を上げた「主体」がＳＳＲＩを販売する製薬会社であることについては、まず触れられていません。せいぜい「うつは心の風邪というフレーズが世に広まり……」や「うつ病を啓発するテレビＣＭの影響で……」といった申し訳程度の解説が加わるくらいです。

今日のうつ病の大半は「本当のうつ病」（内因性うつ病）ではなく、製薬会社のマーケティング戦略の影響でうつ病だと認識されるようになった「人生の悩みによる落ち込み」です。

その正体を知っていれば、テレビや雑誌、うつ病関連の書籍等でよく見かける「ＤＳＭもどきのうつ病チェックリスト」に何項目あてはまろうが、それほど心配する必要はないことがわかります。

うつ病と言っても、それは製薬会社の都合で増えるような「いいかげんな病気」なのですから……。

大切な人を失ったり、仕事で大きな失敗をしたりすれば、1ヶ月以上つらい気分や悲しみが続くことなど当たり前にありえます。

また、食欲が無くなったり、うまく眠れなくなったりすることも当然ありえることでしょう。「落ち込んでも仕方がないような理由」があるなら、そうした項目にいくつチェックが入ったところで、うつ病ではありません。

それは、単なる「人生の悩みによる落ち込み」です。

SSRI発売後もうつ患者が増え続ける不思議

製薬会社は、そんな「人生の悩みによる落ち込み」にもSSRIが有効だとして、日本に自社の薬を売り込みました。SSRIがうつ病に有効であるならば、うつ病だと診断された「人生の悩みによる落ち込み」にも効果がなければおかしいはずです。

確かにSSRIには抗うつ作用があり、「本当のうつ病」（内因性うつ病）に対してはその症状を改善させることが知られています。

実際に私も産業医の経験を通じて、そうした例をいくつか見たことがあります。

しかし、実態が「人生の悩みによる落ち込み」であるうつ病にＳＳＲＩが効くかどうかは疑わしいところです。

製薬会社とメインストリームの精神科医はその有効性を喧伝していますが、少なくとも私は「人生の悩みによる落ち込み」が、ＳＳＲＩであれ、他の種類の抗うつ薬であれ、薬で解決した例を見たことがありません。

仮にＳＳＲＩが「うつ病（実態は人生の悩みによる落ち込み）」にも有効だというなら、なぜそれが日本で発売されて以降も、うつ病患者が増え続けているのでしょうか。

ＳＳＲＩの発売をきっかけにうつ病の認知度が上がって、一時的に患者が増えたというなら、話はわかります。

「人生の悩みによる落ち込み」で精神科を受診し、うつ病だと診断された患者が一時期にたくさん出てきても、その後の投薬治療で次第に数を減らしていったなら、ＳＳＲＩの有効性は明らかです。

しかし、実際にはＳＳＲＩが普及してからも、うつ病の患者は右肩上がりで増え続けて

うつ病の患者数の推移

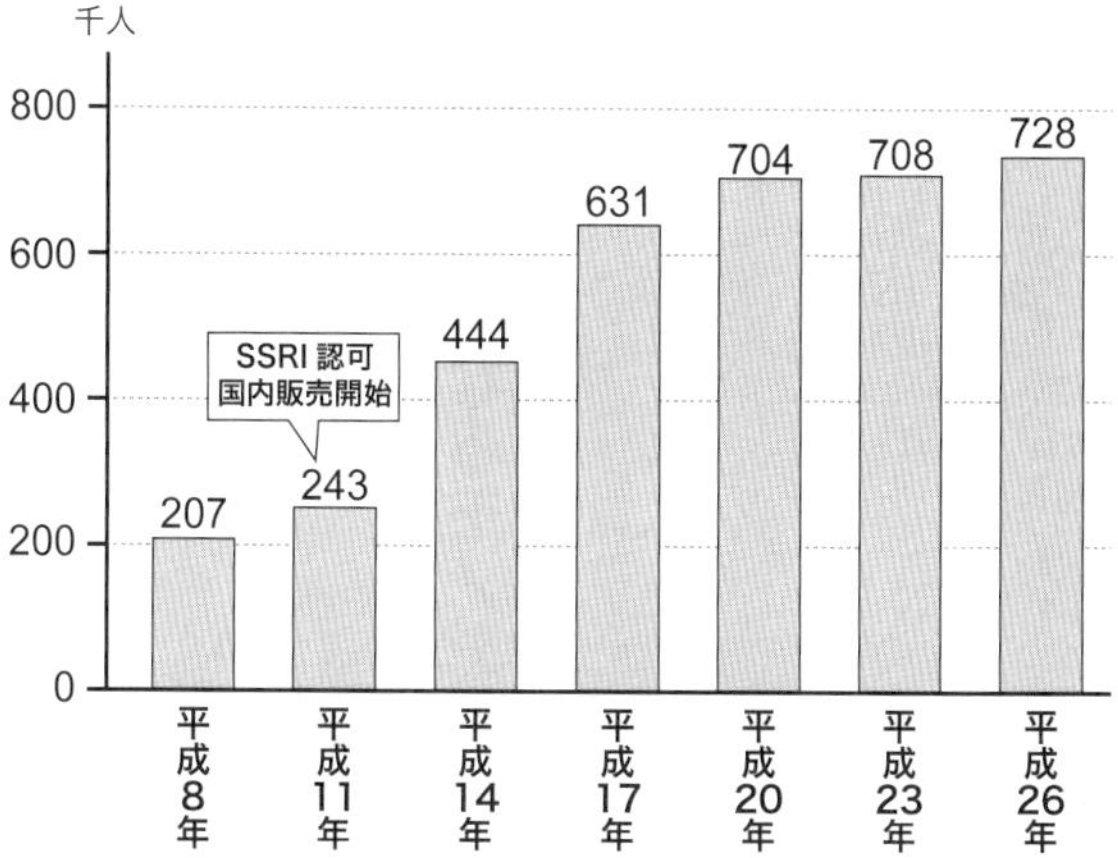

厚生労働省「患者調査」をもとに作成
※平成23年の調査では宮城県の一部と福島県を除く

います。

薬を処方しているにもかかわらず、患者が増え続けている（一向に減らない）のであれば、その薬が病気に対して効いていないと考えるのが自然でしょう。

内科の世界では当然そのように考えますし、効かない薬を処方し続けるという選択肢もありえません。そもそも、内科の世界では、ある病気に対する「有効な新薬」が登場すると、患者数が減ったり、その病気で死亡する人が減ったりするのが普通です。

もしかすると、精神科医の先生方からは「うつ病の治療期間は一般的に長く、場合によっては生涯続くから、そう簡単に患者の数が減るものではない」という反論があるかもしれません。

しかし、それにしてもＳＳＲＩが日本に入ってから12年でうつ病の患者数がおよそ3倍になるというのは、やはり異常ではないでしょうか。

このデータひとつとっても、うつ病と診断された「人生の悩みによる落ち込み」にもＳＳＲＩが有効であるという主張には、疑問を感じざるを得ません。

投薬の根拠となるモノアミン仮説

少し遅くなりましたが、ここでＳＳＲＩがどんな薬であるかを説明しておきましょう。

ＳＳＲＩは「Selective Serotonin Reuptake Inhibitors」の略で、日本語では「選択的セロトニン再取り込み阻害薬」と呼ばれています。ややこしい名前ですが、その働きを一言で言えば、脳内のセロトニンの濃度を高めることにあります。

セロトニンというのは、脳の神経細胞（ニューロン）間の情報伝達機能を担う神経伝達物質のひとつです。これが脳内（神経細胞間）で不足すると感情や意欲、食欲などが低下したり、不安な気持ちが高まったりするとされています。

つまり、そのセロトニン不足を回避するのがＳＳＲＩの役割です。

セロトニンは通常、神経細胞間の情報伝達の役割を果たすために神経細胞から分泌され、再び神経細胞に取り込まれます。ＳＳＲＩは、そのセロトニンの再取り込みを抑制（阻害）することで、脳内のセロトニン濃度を高める（セロトニン量を増やす）効果をもたらします。

一般的にうつ病は、このセロトニンのほか、ノルアドレナリン、ドーパミンという気分・感情に関わる神経伝達物質が不足することで発症すると言われています。セロトニン、ノルアドレナリン、ドーパミンは「モノアミン」と総称されることから、これを「モノアミン仮説」と言います。現在うつ病の投薬治療はこのモノアミン仮説に基づいて行われています。

うつ病の投薬治療で使われる抗うつ薬には、ＳＳＲＩの他にも、ＳＮＲＩ、ＮａＳＳＡ、三環系抗うつ薬、四環系抗うつ薬など、いくつかの種類があります。

これらのうち、ＳＳＲＩとともに精神科医が投薬の第一選択薬としてよく使っているのがＳＮＲＩです。

ＳＮＲＩは「Serotonin & Norepinephrine Reuptake Inhibitors」の略で、日本語では「セロトニン・ノルアドレナリン再取り込み阻害薬」と呼ばれています。

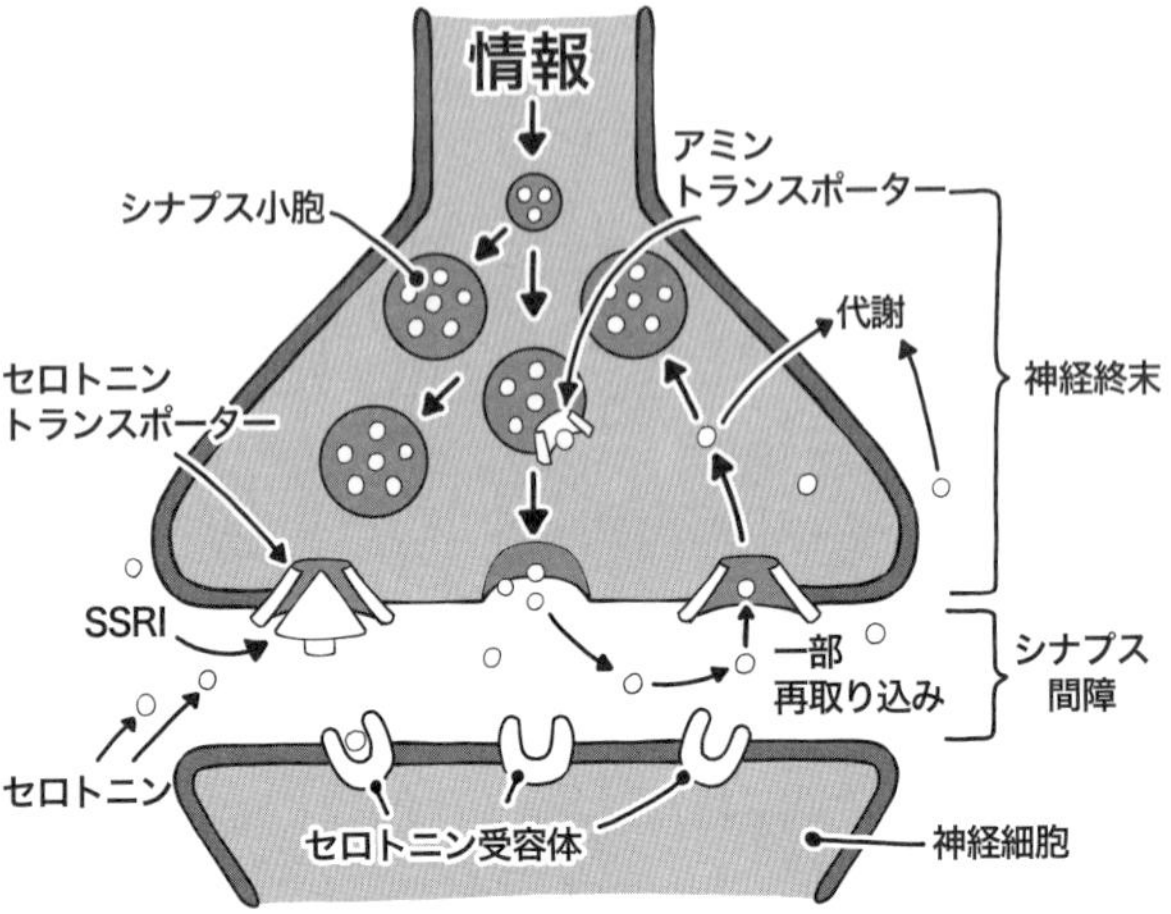

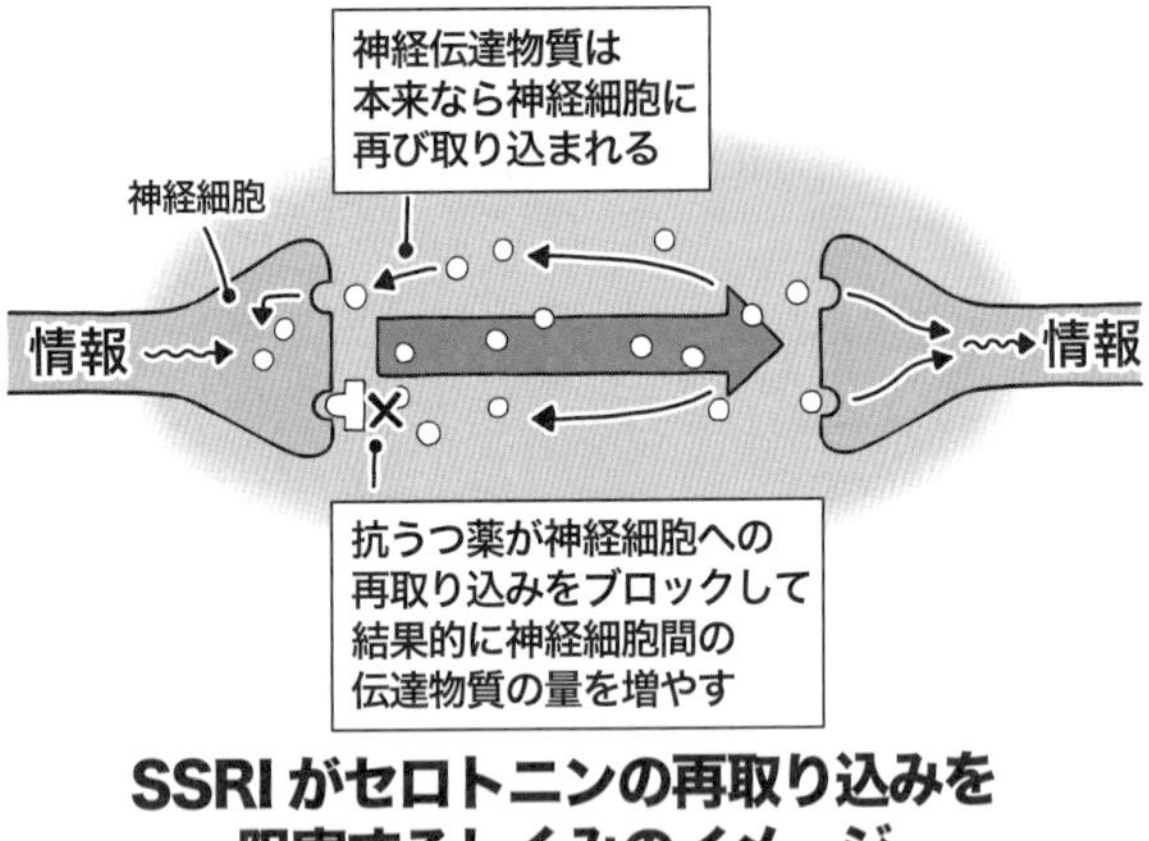

SSRIがセロトニンの再取り込みを阻害するしくみのイメージ

※一般的によく使われるイメージ図ですが
これも『仮説』にすぎません。

SSRIとよく似た名前なので、その効果を大体予想できるかもしれませんが、SNRIはセロトニンに加え、ノルアドレナリンも脳内で不足しないよう、両者の再取り込みを抑制する薬です。

NaSSAは「Noradrenergic and Specific Serotonergic Antidepressant」の略で、日本語では「ノルアドレナリン作動性・特異的セロトニン作動性抗うつ薬」と呼ばれています。SNRIのようにセロトニン、ノルアドレナリンの再取り込みを阻害するのではなく、それらの分泌量自体を増やして濃度を高める作用があります。

ちなみに、SNRIやNaSSAが登場したのはSSRIよりも後のことなので、投薬治療の選択肢は昔に比べて増えていることになります。

しかし、たびたび「有効な新薬」が登場しているにもかかわらず、うつ病患者は右肩上がりに増え続けているわけですから、本当におかしな話です。

抗うつ薬は偶然発見された

三環系抗うつ薬は、世界中で最も古くから使われている抗うつ薬で、化学構造に3つの連なった環（炭素が六角形に集まった環状構造）が見られるという共通点があります。SNRIと同様、セロトニンとノルアドレナリンの再取り込みを阻害する働きをしますが、その他の神経伝達物質にも作用するため、SSRI以降の抗うつ薬より副作用が多いとされています。

三環系抗うつ薬のルーツは、1950年代に開発されたイミプラミンという薬にあります。イミプラミンは当初、統合失調症の治療薬としてつくられましたが、臨床試験で抗うつ作用があることが偶然発見され、うつ病の治療薬として使われるようになりました。

ちなみに、モノアミン仮説のルーツも、このイミプラミンにあります。

モノアミン仮説は、イミプラミンにモノアミンを増やす働きがあることが判明したのをきっかけに唱えられました。モノアミンを増やす薬がうつ病に効くということは、モノアミンの減少がうつ病の発症と関係しているのではないか、と考えたわけです。

イミプラミンが抗うつ薬として使用されるようになると、その後、イミプラミンの3つの環をもつ化学構造をもとに、次々と新しい三環系抗うつ薬が誕生していきました。三環系抗うつ薬はSSRIが登場するまでは主流の抗うつ薬として処方されていました。

三環系抗うつ薬と名前がよく似た四環系抗うつ薬は、その名の通り、化学構造中に連なった4つの環をもつ抗うつ薬です。セロトニンに対する作用はなく、ノルアドレナリンのみを増加させる働きがあり、副作用は三環系抗うつ薬よりは少ないとされています。

ただし、ここで言う「副作用が少ない」とは、製薬会社やメインストリームの精神科医の説明に基づくものです。

基本的に抗うつ薬には、どんな種類のものであれ、たくさんの副作用があります。

よく彼らはSSRIを「副作用の少ない安全な薬」だと説明していますが、内科医の私からすると、あれだけたくさんの副作用が高い確率で出てくる薬を、どういう感覚で安全だと言えるのか、まったく理解に苦しみます。抗うつ薬とその副作用に関しては、また第4章でとりあげます。

実は誰もセロトニン濃度の正常値を知らない

このように抗うつ薬について説明されると、うつ病の投薬治療があたかも科学的根拠に基づいて行われているかのような印象を受けるかもしれませんが、セロトニンやノルアドレナリンといった化学用語の響きに騙されてはいけません。精神科医の投薬治療の実態は、とても科学的とは言い難い、かなり「いいかげん」なものです。

そもそもモノアミン仮説自体が「いいかげんな仮説」だと言えます。

なぜなら「モノアミンの不足でうつ病が発症する」と主張しているにもかかわらず、誰もセロトニン濃度（これが特にうつ病と関係していると言われています）やノルアドレナリン濃度、ドーパミン濃度の正常値を知らないからです。

本当に誰ひとり、どんな偉い先生でも知りません。そもそも、気分の落ち込んでいる目の前の患者の脳内のセロトニン濃度など、どうすれば測ることができるのでしょうか。

つまり、精神科の現状では「セロトニン濃度の正常値は80～120ですが、あなたは60です。うつ病でセロトニンが不足しているので、セロトニン濃度を上げる薬をこれだけ処方しておきますね」といったやり取りができないのです。

産業医として働き、精神科の実態を知るまで、私は、精神科医がもっと検査等で患者の脳を厳密にモニタリングしてセロトニン濃度を計測し、投薬の量を決めているものだと思っていました。内科医の常識が先入観となり、あれだけ副作用のある薬を使用しているのだから、それぐらいしていて当然だろうと思い込んでいたのです。

仮に彼らの言うモノアミン仮説が正しいのだとしても、セロトニン等の濃度の正常値がわからなければ、どの程度の強さの薬を、どのように組み合わせて、どれだけの量を処方すればいいかなど、わかるわけがありません。

また、正常値がわからないなら、そもそもその人が本当にうつ病（モノアミンが正常の範囲から不足している状態）かどうかもわからないことになります。

このように精神科医は、目の前にいる患者がうつ病かどうか、どの薬をどれだけ処方すべきかを判断できる客観的なマーカー（指標）をもちあわせていないのです。

診断のベースにあるのも、治療のベースにあるのも「患者の訴える症状」という主観的なものしかありません。

患者「最近あまり調子がよくないです」→精神科医「まだまだモノアミンが不足している状態だと思われるので、薬を増やしましょう」
患者「最近は調子がいいです」→精神科医「順調ですね。薬を減らすとまたモノアミンが不足して症状が悪化するかもしれないので、いまの薬を続けていきましょう」

実際は精神科医の口から「モノアミン」という単語は出てこないかもしれませんが、日本の精神科で行われているやり取りは、ほとんどがこの二択の繰り返しです。

これでは投薬治療に終わりが見えません。

今日問題になっているように、うつ病患者が薬漬けになるのも当然だと言えます。

薬を止めようにも、客観的なマーカーがない（誰もセロトニン濃度の正常値を知らない）以上、その正確なタイミングは誰にもわからないのです。

もちろん、精神科医の中には、薬を減らしたり止めたりすることに積極的な先生もいますが、その判断もやはり科学的な根拠に基づくものではなく、医師個人の経験と勘に頼っているに過ぎません。

ついでに、診療以外での問題点も指摘しておくと、客観的なマーカーがなければ、どうしても知識や経験が豊富な「偉い先生」の言うことが絶対的になり、右へならえの権威主義がはびこるようになります。まさにそれは、日本のみならず、世界中の精神医学界の現状だと言えるでしょう。

モノアミン仮説はあくまで仮説のひとつ

ここまで書くと、精神科医の先生方は「我々はモノアミン仮説をそこまで盲信しているわけではない。あくまで仮説のひとつに過ぎないことをしっかり認識している」と反論されるかもしれません。

確かにうつ病の啓発パンフレットや書籍には、必ずと言っていいほど「モノアミン仮説だけで、うつ病のメカニズムをすべて説明できるわけではありません」といった「お断り」が書かれています。

しかし、それは一般論や建前上の表現であって、臨床の現場にいる精神科医の大半は、まさにモノアミン仮説の信者としか思えないような投薬治療を行なっています。

彼らが本当にモノアミン仮説を「仮説のひとつ」だと認識しているなら、抗うつ薬（モノアミン仮説に基づいて開発された薬）で思うような効果が得られない時には、薬を止めてみたり、別の治療法を試してみたりといった行動をとっているはずです。

言葉では何でも好きなことを言えますが、治療にあたって薬の種類や量を増やすという選択肢しか用意していないのは「私はモノアミン仮説を心の底から信じています」と宣言しているのと同じではないでしょうか。

もっとも、日本うつ病学会は2009年に「SSRI／SNRIを中心とした抗うつ薬適正使用に関する提言」を作成し、全国の精神科医らに「抗うつ薬の適正使用」を呼びかけているくらいですから、門外漢の私に言われるまでもなく、「抗うつ薬が不適切に使用されている」臨床現場の投薬事情を把握していることでしょう。

しかし、それから10年近く経った今日でも、残念ながら「抗うつ薬の不適切使用」がいたるところで行われています。少なくとも、私の知る産業医学の世界だけでも、枚挙にいとまがありません。

事例④　本当に抗うつ薬は必要だったのか？

ここで内科医の目から見た「抗うつ薬の不適切使用」の一例を挙げさせてください。

化学実験をする研究所に勤めている30代男性、坂田さん（仮名）のエピソードです。彼も例によって、うつ病の診断書を持って私の面談に来ました。

きっかけは、自分の作業している工程について、本当にしっかりとできているか自信が持てないことでした。坂田さんはそれを誰にも相談できない上に、仕事ができていないことを周りのみんなから冷たい目で見られているような気がしていたそうです。そして、ネットで調べて、自分がうつ病ではないかと思って精神科を受診したところ、案の定、うつ病と診断されました。「3ヶ月休務の必要がある」という診断です。

薬はすぐに3種類出されました。ＳＳＲＩ、精神安定剤、睡眠薬――私が産業医になってから現場でよく目にするようになった3点セットです。しかし、私との面談時に坂田さんが言うには、「最近は気分が落ち込んでいるだけではなく、体調まで崩していて、ひどい下痢がたびたび起こる」とのことでした。

私は彼の職場での悩みを詳しく聞きました。そして、それを解きほぐす方法を一緒に考えました。

よくよく話を聞くと、坂田さんはアトピー性皮膚炎に悩まされていて、それがコンプレックスになってあまり人と話したくない気持ちが強かったということがわかりました。そこで、私はさっそく坂田さんの上司を呼んで、彼の悩みを伝えました。

上司は「坂田さんは優秀です。できていない仕事なんてまったくない」と太鼓判を押してくれました。そして、3人で話し合いながら、今後坂田さんに職場でどのような役割を果たしてもらうかといったところまで具体的に話を進めていきました。すると、坂田さんは、吹っ切れた様子で「すごく頑張れる気がします」と言ってくれたので、その日の面談が終わりました。

産業医は、労働者が働く現場を自分の目で見て、労働環境に問題がないかを定期的にチェックする職場巡視というものを行います。坂田さんと面談した次の週の職場巡視は、偶然彼の職場でした。その時の坂田さんは、面談の時とは別人のようにしっかりした顔立ちで実験をしていました。とても凛々しい様子でした。それを見て私は、自分のアプローチに改めて自信を持ちました。

ところが、次に坂田さんと面談した時、再び彼は「休養が必要」と書かれた診断書を持ってきました。

どうやら、例の下痢があまりに酷くて、仕事がしっかりとできなくなったので、主治医の精神科医に相談に行ったそうです。すると、その精神科医は「それはうつ病の症状が体に現われて、下痢が起こっているのです。うつ病というものは恐ろしいもので、知らず知らずのうちに体にも症状が出てきます。あなたの下痢はまさにそれです。働くなんてとんでもない。会社なんかに行かずに、ゆっくり休むのが治療なんですよ」と言ったそうです。

私は、あの凛々しい顔つきで実験をしていた坂田さんの姿を思い出し、彼が体に異変をきたすほど重篤なうつ病になっているとは、とても思えませんでした。

それで彼の薬をもう一度確認してみました。

ＳＳＲＩ、精神安定剤、睡眠薬――そして、自分の知識を思い起こして見ました。

セロトニンは脳にももちろんありますが、実は体の中では消化管に一番たくさん含まれています。そして、ＳＳＲＩの副作用に下痢があることを思い出したのでした。

坂田さんの下痢症状は、精神科で処方された薬を飲んでから始まりました。精神科を受診する前は、そんな症状はなかったのです。

私は主治医の精神科医に私の意見を伝えました。すなわち、「坂田さんの下痢の症状はＳＳＲＩによるものではないでしょうか。薬の副作用が出て、下痢を起こしているのではないでしょうか。減量、中止などご検討お願い致します」と。

主治医からの返事はこうでした。

「うつ病は脳内のセロトニン濃度が下がることにより発症すると考えられています。現在、坂田さんは、下痢の症状が出るほど重篤なうつ病にかかっています。今、薬を辞めてセロトニン濃度が下がったら、うつ病の症状はさらに酷くなると考えられます。先生のご意見は貴重なご意見として受け止めさせて頂きますが、うつ病の発症メカニズムを考えるとSSRIを中止するという選択肢は、我々専門家としてあり得ないことでございます。ご理解頂ければ幸いです。今後ともよろしくお願い致します」

まさにモノアミン仮説を盲信しているとしか思えない、返事だったのです。

薬を飲んでから下痢が始まったのですから、もしかして下痢は薬の副作用なのではないかと考えるのが医者として当然の態度だと思います。しかも、薬の能書（添付文書）には、はっきり下痢という副作用が書かれているのです。

しかし「SSRIという薬はひじょうに副作用が少ない薬である」という思い込み（製薬会社のプロパガンダ）と、脳内のセロトニン濃度を維持しなければうつ病は悪くなるというモノアミン仮説への盲信が本当の病態を見えなくさせてしまっているのです。

私はこの坂田さんの事例を通じて、今日の精神医療の実態を本当に何とかしなくてはいけないと改めて強く思いました。

セロトニン濃度を下げる薬でも抗うつ効果がある？

前述の通り、モノアミン仮説は「セロトニン、ノルアドレナリン、ドーパミンの不足がうつ病を発症させる」というものです。

しかし、少なくともセロトニン不足にうつ病の原因を求める考え（これを特に「セロトニン仮説」と言います）は、否定されるべきかもしれません。

なぜなら、セロトニン濃度を低下させるスタブロン（一般名チアネプチン）という薬もうつ病に効果があることがわかっているからです。

スタブロンは「ＳＳＲＥ（selective serotonin reuptake enhancers）」すなわち「選択的セロトニン再取込み促進薬」に分類される薬で、セロトニンの再取り込みを阻害するＳＳＲＩとは反対の働きをします。

ヨーロッパやインドではこのスタブロンがうつ病の治療で一般的に使われていて、ジェネリック薬も出ています。

と言うことは、かなり以前から普及していたというわけです。

しかし、なぜか日本ではスタブロンという薬の存在自体がほとんど知られていません。精神科医でもその薬の存在を知っている人は少ないくらいです。

私の知り合いの精神科医にも、スタブロンを知っているという人はひとりもいませんでした。そのなかには、かなり勉強熱心な先生や、精神医学の大学教授もいましたが、彼らも初耳だったようです。

これは別に精神科医が自分達にとって都合の悪い薬を見て見ぬふりしているわけではありません。そうではなくて、純粋に知らないのです。むしろ精神科医よりも一般の方のほうが、うつ病関連の情報をネットで調べるなどして、スタブロンについてよく知っています。

スタブロンを知らないからといって、精神科医を勉強不足だと批判するつもりはありません。とくに日々の診療に忙殺されている巷の精神科の先生は、なかなかスタブロンの存在を知る機会も少ないことでしょう。モノアミン仮説を特に疑っていないなら、なおさらです。

しかし、モノアミン仮説をあくまで仮説のひとつに過ぎないと考えている精神科医なら、それを否定するかもしれない薬の存在くらいは知っておいてほしいものです。

日本の精神医学界でスタブロンの認知度が低いということは、モノアミン仮説（セロトニン仮説）を見直す意識の低さの表われのように思えてしまいますから……。

アメリカで精神科を受診した友人の話

欧米の大手製薬会社からうつ病を「輸出」されたという経緯もあり、今日の日本の精神医療は、欧米、とくにDSMを生んだアメリカの精神医療に右へならえの状態になっています。

しかし、だからと言ってアメリカも日本と同様、モノアミン仮説に基づく投薬一辺倒のうつ病治療をしているわけではありません。

私の知人K氏がアメリカで精神科を受診した時のエピソードを紹介させてください。

K氏は、短大卒業後にアメリカに留学して会計士となり、現在は現地の大手会計事務所に勤めています。アメリカでの生活期間はかれこれ約30年ほどです。

K氏は、情報処理能力が高く、複数の作業を同時にこなすマルチ・タスクを得意としています。

しかし、ある日突然、それが一切できなくなることがありました。

複数の作業はもちろん、たったひとつの作業すらも集中してできなくなったのです。

これといった思い当たる理由もなく、なぜだかわからないけれど急に仕事が手につかなくなったので、K氏はかなり悩んだそうです。

そこで、精神科を受診したところ、初診でうつ病だと診断され、日本でも使われているレクサプロ（一般名エスシタロプラム）というＳＳＲＩを処方されました。

ここまでは日本の精神科を受診しても、よくある話です。

その後、３ヶ月経っても症状が改善されなかったことから、K氏は主治医に、抗うつ薬が全然効かないことを訴えました。すると、主治医は、すぐにＳＳＲＩの処方を中止し、ビタミンＤを投与する栄養療法的な治療法に切り替えました。

こうした対応は日本の精神医療ではほとんど見られません。

日本でも栄養療法的な治療と称してサプリメントを処方している精神科のクリニックもありますが、それらはほとんどが眉唾物で、まったく科学的根拠のない治療法です。

ビタミンＤとうつ病の関係性もまだまだ研究途中の分野ですが、一説にはビタミンＤ不足がうつ病や統合失調症などの精神疾患と関係していると言われています。ビタミンＤはモノアミンとちがって血中濃度の計測が可能なので、それを治療目的で投与する際には客観的なデータに基づいて行えるのがいいところです。

血中ビタミンＤ濃度の適正値は、１mlあたり30ngから50ngとされ、日本人の平均値は15ngと言われています。

一方、当時のK氏の血中ビタミンD濃度は13ng／mlでした。

そして、ビタミンDを投与する治療をした結果、K氏の血中ビタミンD濃度は38ng／mlと適正値の範囲内になり、本人も症状の改善をある程度自覚できたそうです。

しかし、改善したと言っても、まだ以前のようにテキパキと仕事ができるコンディションからは程遠いものでした。

K氏がそのことを主治医に訴えたところ、主治医はTMSという治療法をK氏に勧めてきました。

TMSは「Transcranial magnetic stimulation」の略で、日本語では「経頭蓋《けいとうがい》磁気刺激療法」と呼ばれています。

これは、頭に当てた装置に電気で磁気を発生させて脳の神経細胞を刺激するという治療法で、体への負担が少なく、うつ病の新しい治療法として注目されています。アメリカやカナダ、ヨーロッパの一部ですでに実用化されていて、日本でも自由診療ではありますが、一部の医療機関で受けることができます。

K氏の場合、どうやらTMSと相性が良かったらしく、この治療を受けたことで症状がかなり改善しました。

その結果、今はもう以前と同じようにマルチ・タスクで仕事をバリバリこなせるようになったそうです。

アメリカの精神医療は上のステージに進んでいる

もし、K氏が日本で精神科を受診していたら、どうなっていたでしょうか。

まずレクサプロで効果が見られなかった時点で、別のSSRIやSNRI等を処方されていた可能性が高いと思われます。

そして、それでも効果がなければ5種類も6種類も薬を増やされ、副作用に苦しみながら、延々と抗うつ薬を飲み続けていたことでしょう。

その投薬は10年以上、あるいは一生続いていたかもしれません。

実際に私もこの目で見たことがあるのですが、抗うつ薬で薬漬けにされた日々を送っていると、性格まですっかり変わることがあります。

過剰投薬の結果、たとえK氏がそのような事態になったとしても、日本の精神科医は「これは難治性うつ病だから仕方ない」と言い張り、無意味な投薬を続けていくことでしょう。

その結果、K氏はけっして以前のよう働ける状態には戻れなかったと思われます。

モノアミン仮説を本当に「仮説のひとつ」だと認識しているなら、K氏の主治医のように、抗うつ薬が効かない時には別の治療法を、それも効かないならまた別の治療法を、とさまざまな選択がなければおかしいはずです。

もちろん、すべてのアメリカの精神科医がK氏の主治医のような対応をしてくれるわけではないのかもしれません。

しかし、K氏の体験を聞く限り、アメリカでは確実に日本より上のステージでうつ病の治療が行なわれていると考えられます。

欧米の精神医療は、日本よりも早くDSMに基づく診断とSSRIによる投薬治療を実施してきたので、今日日本の精神医療が抱えているうつ病の診療をめぐる問題をひと昔前に経験しています。

そのため、欧米では今日、DSMに基づく過剰な診断や投薬一辺倒に対する反省の声が溢れかえっているのです。

当然、現場の精神科医もそれらの問題でさまざまな批判を受けてきました。

K氏の主治医のような治療スタンスは、そうした反省・批判がもたらした成果のひとつと言えるのではないでしょうか。

一方、日本の精神医療はまだそのステージに達していません。現状を改善するには、日本の精神医療もまた、精神科医の反省を促すような、世間からの批判にさらされる必要があるのでしょう。

そのためにも、もっと多くの人々が今日の精神医療の実態を知らなければならないのです。

第3章

うつ病の診断がおかしい

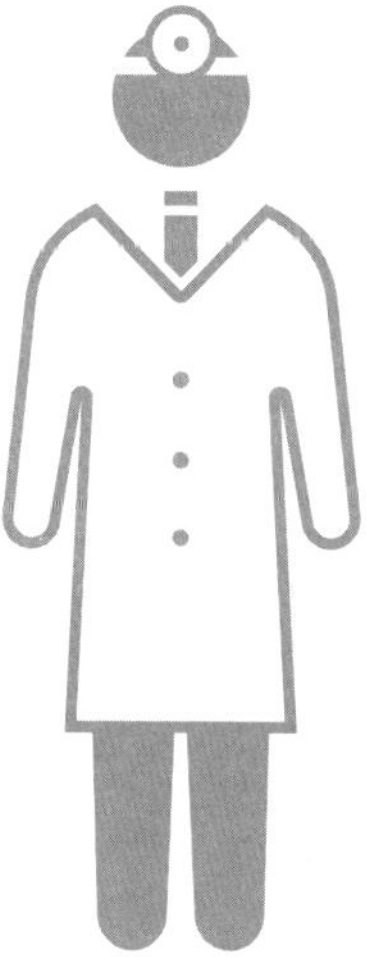

不真面目な精神科医ほど人気が出る!?

前章でも述べた通り、うつ病には、たとえば糖尿病の血糖値のように、病気であるか否かを判断したり、投薬の量や種類を決めたりする際の基準となる客観的なマーカー（指標）が今のところ存在しません。患者の訴える症状に基づいて、客観的・科学的な根拠もないままうつ病だと診断し、勘と経験を頼りに投薬治療を行なっているのが現状です。

うつ病も、他科の疾患のように、レントゲンや血液検査などの生物学的なデータをもとに病気を診療できればいいのですが、それができないことから今日のうつ病をめぐるさまざまな問題が引き起こされています。

過剰診断や過剰投薬、抗うつ薬の有効性に関する議論、さらには常識外れなメンタル休職等の問題までも、うつ病の診療に客観的なマーカーがないことに起因していると言えるでしょう。

特に私の属する産業医の世界で問題になっているのは、うつ病等を理由とする、常識はずれなメンタル休職です。

今日のＤＳＭに基づく診断では、実際のところ、ちょっと不真面目な精神科医を見つければ、会社を休むための詐病がいとも簡単にできてしまいます。

そして、そのような目的で精神科を訪れる人が増えれば、病気をしっかり診断しようとする真面目な精神科医は人気がなくなることでしょう。

一方、患者の言いなりになって病気の診断書を発行する不真面目な精神科医ほど人気が出るという、これまた皮肉な現象が起こってしまいます。

現状はまだそこまでひどいレベルに達していないかもしれませんが、産業医の仕事をしていると、もうその一歩手前まで来ているのではないかと危機感をおぼえます。

精神科医と意思の疎通がはかれない

うつ病の診療に客観的なマーカーがないことは、臨床の現場で頑張っている精神科医にとって悩ましい問題かもしれません。

しかし、私達産業医もそれに関しては同じような悩ましさを抱えています。少なくとも、私は日々その問題に悩まされています。

なぜなら、客観的なデータに基づく話ができないがために、まともに精神科医との意思の疎通をはかれないからです。

私が産業医として面談している社員の中には、何かしらの持病を抱えている人がたくさんいます。精神疾患はそのうちの6～7割で、残りはガンや心臓・脳の疾患など、他科の病気です。

一般的に病気を理由に休職していた社員が復職する場合、たとえ主治医の診断書に「復職可能」と書かれてあっても、産業医が面談して本当に復職可能かどうかを判定しなければいけないことになっています。

その社員の病気が精神科以外の疾患の場合、だいたいは主治医の指示通りで間違いありません。

また、私も病状についての相談に乗ることができますし、レントゲンや血液検査の結果等の客観的な情報があれば、さらにいろいろとアドバイスができます。

とくに内科のことなら、たとえば検査結果で中性脂肪の数値に異常が出ても、正常値から多少離れている程度なら「それはコンピュータが機械的に異常だと判定しただけだから、気にしなくていいよ。実際は全然問題ない数値ですよ」など助言できます。

そう言えるのも、客観的に判断できる材料があるからです。

あるいは、外科でも同様です。

以前、私の契約している企業の社員で、両足の痛みから、手術で大腿骨頭の関節を人工関節に置換《ちかん》したという人がいました。その人はまだ35歳です。

私は普通その若さの患者に大腿骨頭の置換をしないと思い「彼の主治医は大丈夫か？」と不信感を抱きました。

しかし、ちょっと調べてみると、働き盛りの世代に好発する大腿骨頭の難病（特発性大腿骨頭壊死《えし》症）があることがわかり、彼のレントゲンを確認すると、確かに置換手術が必要なケースに当てはまっていました。

つまり、その医師のほうが正しく、私が勉強不足だっただけなのです。

私がそのように納得できたのも、レントゲンという客観的に判断できる材料があったからです。いくら私が他の医師の治療法に違和感を覚えても、客観的な情報をもとに、納得のいく説明をされれば、私に反論の余地はありません。

しかし、精神科の場合は、事情が異なります。

たとえば、診断や治療に違和感を覚えて、社員の主治医に問いただしても、こちらが客観的に判断できる材料を示すことができません。そのため、返答はいつも「精神疾患とはそういうものなのです。私は専門家だからわかる。あなたは専門家じゃないからわからないだけです」の一点張りです。これでは会話になりません。

はじめは私もそう言われて、自分が勉強不足なのかと反省し、精神疾患についていろいろと調べてみました。

しかし、調べてみると、精神科医の主張を裏付けているのは、ＤＳＭやモノアミン仮説といった「いいかげんなもの」ばかりだとわかり、その後も調べれば調べるほど、新たな疑問が湧いてきて「納得」からは遠ざかっていきます。

そして、それらの疑問を精神科医にぶつけても、彼らの口から納得できる答えが返ってきたことは、たったの一度もありません。

ＤＳＭが正しいのは、みんなが使っているから？ 偉い先生がつくったから？

私が社員の主治医の精神科医に診断について問い合わせた際に、よく返される答えは「私はＤＳＭに基づいて誠実に診断しています。それは世界的に認められた診断基準であり、世界中の精神科医がそれに基づいて診断しています」というものです。

そして、今でもはっきりと覚えているのですが、そのお決まりのセリフに加えて「文句があるならＤＳＭをつくったアメリカ精神医学会に問い合わせてください」という趣旨の返事までもらったこともあります。

「最新のアメリカの論文に今回の診断の根拠となる研究結果が出ているので、それを調べてから問い合わせてください」という反論ならまだわかりますが、「精神科医なら誰でも今回の私と同じ診断をします。その根拠はアメリカの偉い先生に聞いてください」では説得力がありません。

大多数の精神科医がＤＳＭに基づいて同じ診断をしているからといって、なぜその診断が「正しい」ことになるのでしょうか。

それではまるで多数決です。

また、アメリカの偉い先生がつくったというだけで、ＤＳＭそのものの「正しさ」を疑うことはしないのでしょうか。

ＤＳＭが正しいというなら、科学的な根拠に基づいてその正しさを世の中に示すべきです。多数決や権威によってＤＳＭの正しさを証明することはできません。

ＤＳＭに科学的根拠はない

ここで改めてＤＳＭがどういうものか紹介しておきましょう。

ＤＳＭは、アメリカ精神医学会が出版する書籍で、１９５２年発表のＤＳＭ‐Ⅰ（第1版）以来改定を重ねてきました。現在世界中で診断基準として使われているものはＤＳＭ‐５（第5版）です。なお、ＤＳＭ‐５からは、今後５・１、５・２などの小改定を想定して、ＤＳＭ‐Ⅳ（第4版）までのローマ数字ではなく、アラビア数字が使用されています。

22ページで紹介した最新のＤＳＭ‐５の項目を改めてご参照下さい。

ＤＳＭでは、精神疾患ごとに複数のチェック項目が用意されており、患者の訴える症状がそれにいくつ当てはまるか、どの程度あてはまるかで、うつ病をはじめとする精神疾患を診断します（操作的診断）。

ＤＳＭは、正常な精神状態と病的な精神状態を仕分けるためのバイブルとして、多くの精神科医から、文字通り聖書のごとくに扱われています。直訳的過ぎて何を言っているのかわかりにくい日本語も、聖書たる原本にできるだけ忠実であろうとする姿勢の現われなのでしょう。

精神科医は、このＤＳＭがエビデンス（科学的根拠）に基づいた診断基準だと主張しています。

しかし、たとえば基準Ａを満たすうつ病の症状が「５つ以上」であることや、その期間が「２週間」であることに科学的な根拠はまったくありません。

ＤＳＭ-Ⅳの作成委員長（最高責任者）を務めた精神科医アレン・フランセスも、それらの条件が「主観にかなり頼った選択の産物であり、科学的な必然性があるわけではない」と証言しています（『〈正常〉を救え　精神医学を混乱させるＤＳＭ-５への警告』〈大野裕監修・青木創訳、講談社〉）。

そのため、別に条件を厳しくして「６つ以上の症状が４週間続かなければならない」に変更しても、反対にハードルを下げてもかまわないのです。

果たして、そのようないいかげんな基準でつくられたもののどこが「科学」と言えるのでしょうか……。

ＤＳＭでは人生の悩みとうつ病を区別しなくていい

何か悲惨なことが起こったために、2週間ほど深い悲しみが続き、物事への興味や意欲を失い、眠れなくなり、食事が喉を通らなくなる（あるいは現実逃避したくて眠気がおさまらない。やけ食いしてしまう）——そんなことは誰にでも当然に起こりえることです。おそらく、誰しもが人生で一度は経験していることでしょう。その悲しみは、人として「正常な反応」だと言えます。

しかし、今日のうつ病の診断基準であるＤＳＭ‐５はそんな「正常な反応」をうつ病だと診断するのです。

とは言え、ＤＳＭ‐５では、「重大な喪失（例：親しい者との死別、経済的破綻、災害による損失、重篤な医学的疾患・障害）への反応は、基準Aに記載したような強い悲しみ、喪失の反芻、不眠、食欲不振、体重減少を含むことがあり、抑うつエピソード（引用者註：うつ病の典型的な症状のこと）に類似している場合がある。これらの症状は、喪失に際し生じることは理解可能で、適切なものであるかもしれない」と書かれた注釈があります。

一読すると、これは、人生の悩みによる落ち込み（正常な反応）と病気による落ち込み（うつ病）をしっかりと区別するよう臨床医に促しているかのように読めます。

確かに文章がそこで終わっていればいいのですが、それに続く文言がすべてを台無しにしているように思えます。

すなわち、この後には「（……理解可能で、適切なものかもしれない）が、重大な喪失に対する正常の反応に加えて、抑うつエピソードの存在も入念に検討すべきである」と続けられているのです。

これをわかりやすい言葉で言い換えると「とても悲しい出来事があってうつ病っぽい症状が出るのは正常な反応かもしれないけれど、だからといってうつ病の可能性を見逃しちゃいけないよ」となります。

これでは結局、人生の悩みによる落ち込みとうつ病を厳密に区別しなくていいと言っているようなものです。そして、実際、ＤＳＭ‐５に基づく今日の精神医療は、少なくとも臨床医のレベルでは、両者を区別していません。

そもそも、ＤＳＭ‐Ⅳまでは、うつ病のような症状が見られても、それが親しい者との死別による悲しみ（英語圏ではこれを「グリーフ（grief）」と言います）の場合は例外とする項目がありました。

しかし、DSM-5ではその例外規定が廃止されて、先に見た注釈で言及されるにとどまり、たとえば肉親が死んで嘆き悲しんでいるような状態でも、うつ病だと診断していいことになったのです。

死別の悲しみの乗り越え方は、人によっても、文化によっても、さまざまです。そうした背景を無視して、「人として正常な悲しみ」まで病気にしてしまうのは、「医学」の範疇《はんちゅう》を越えているように思えます。

DSMは本来臨床診断用のマニュアルではない

DSMは、「Diagnostic and Statistical Manual of Mental Disorders」の略であり、第5版（DSM-5）の日本語訳のタイトルは『精神疾患の診断・統計マニュアル』（日本精神神経学会監修・高橋三郎・大野裕ほか訳、医学書院）となっています。

しかし、もともとは精神疾患の臨床診断用のマニュアルとして作られたものではありません。統計用の精神疾患の分類マニュアルとして作られたものです。

1952年発表のDSM-Iと、1968年発表のDSM-Ⅱは純粋に統計調査を目的とした精神疾患の分類マニュアルでした。

しかし、1980年発表のDSM-Ⅲが臨床診断にも応用されるようになると、DSMは、精神疾患の診断基準として一躍アメリカの精神医学界で市民権を得るようになります。

当時のアメリカ精神医学界の課題は、精神科医によって異なる精神疾患の診断の一致率を高めることにありました。

精神疾患の診断が医師個人の能力や気分で変わるような状況下では、精神疾患の臨床研究や基礎科学研究を信頼できる統計データに基づいて行うことが難しくなります。

その問題を解決するためにDSM-Ⅲで採用されたのが、症状の項目リストをもとに精神疾患を診断する操作的診断基準です。

DSM-Ⅲの登場により、精神疾患の診断の一致率は格段に上昇し、精神科医は共通の認識のもとで精神疾患の研究に取り組めるようになりました（※）。そして、その診断基準は画期的なものとして世の中に受け入れられ、臨床診断用のマニュアルとしても一般的に使われるようになったのです。

一方、操作的診断基準を採用したことにより、うつ病をはじめとする精神疾患の過剰診断の問題も、このDSM‐Ⅲから始まります。

※DSM‐Ⅲの登場によって精神疾患の診断の一致率が格段に上昇したという点に関しては、それを否定する論文もあります。DSMでは、限られた症状の項目リストから診断名を導くので、確かに理論上は、同一の診断にたどり着く確率が高くなるはずです。しかし、産業医として多くの精神科医と関わってきた私の実感としては、DSM‐5を使っている今日の精神科医でさえ、精神疾患の診断はそれほど一致していないように思えます。もしかすると、「診断の一致率の上昇」というのも「アンケート調査のような手法なら診断が一致して当然だろう」という先入観がもたらした「DSM神話」に過ぎないのかもしれません。

DSMのうつ病の定義は統計のための仮説

確かにDSMに基づけば、それぞれの精神科医の診断能力に個人差があっても、高い確率で診断を一致させることができます（先の注釈の通り、理論上は、ですが）。

しかし、症状の項目リストを組み合わせてつくられる精神疾患の定義は、あくまで研究調査用の仮のものであり、その時々の研究成果を踏まえてつくり直されるべきものです。

つまり、「次の項目に5つ当てはまれば○○病」という定義（診断）は、あくまで統計的に均一の患者群を抽出するために「仮に設定されたもの」に過ぎません。

もちろん、それはうつ病にも当てはまります。

にもかかわらず、今日ではなぜか症状の項目リストの組み合わせによるうつ病の定義(診断)自体が科学的根拠に基づくものであるかのように扱われ、臨床診断において絶対視されています。

このように統計のための仮説だったものが、診断の絶対的な真理として扱われれば、さまざまな無理が生じるのも当然でしょう。

そして、精神科医なら、その仮説が本来統計用のものであることも、いずれDSMの改定作業によって作り直される運命にあることも知っているはずです。

なのに、彼らはその仮説をひとまず全面的に信頼して(あるいは言い訳にして)うつ病をはじめとする精神疾患の診断を下し、モノアミン仮説に基づく投薬治療を行なっているのです。

まさに今日の精神医療は、DSMとモノアミン仮説という、どちらも科学的根拠のない「いいかげんな仮説」を土台にしている「砂上の楼閣」だと言えるでしょう。

DSM-Ⅲを生んだ3つの要因

DSM-Ⅲは今日のうつ病をめぐるさまざまな問題のルーツなので、もう少しその登場の経緯を詳しく紹介したいと思います。

DSM-Ⅲが登場した背景には、3つの要因があります。

それは「フロイト主義」、「反精神医学」、「保険会社」です。

1つ目の要因の「フロイト主義」とは、無意識の研究や精神分析で有名な精神医学者ジークムント・フロイトの流れをくむイデオロギーで、ごく簡単に言うと、無意識レベルまで掘り下げて病気の原因を徹底的に追究しようとする考えや、その一派を指します。

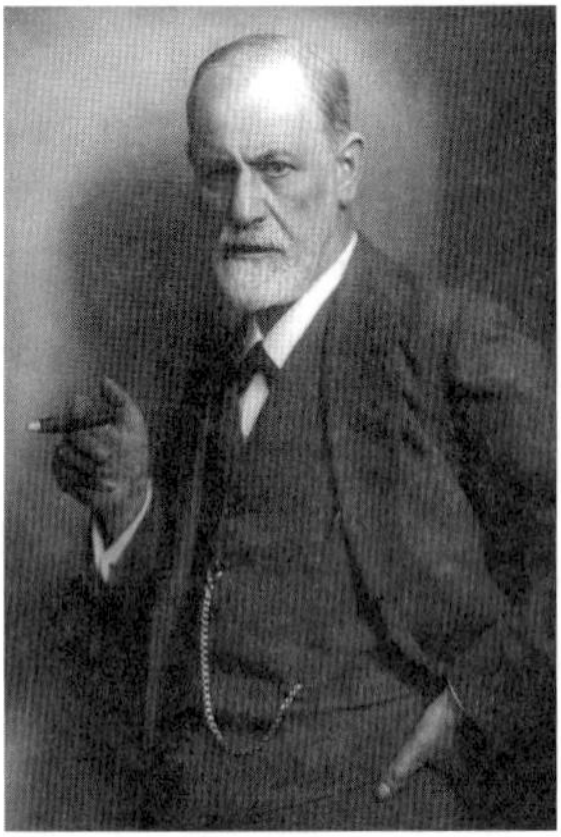
ジークムント・フロイト
(1856～1939)

DSM-Ⅲが登場する以前のアメリカでは、このフロイト主義が精神医学界を席巻していました。そのため、当時はフロイト流の精神分析が精神医学の花形でした。

しかし、一方でインチキな精神分析家が巷に溢れるようになったため、精神医学に対する不信感が世間に広がっていきました。加えて、当時は同じ患者でも主治医（精神科医）が変われば診断名が変わるということがよくあったので、2つ目の要因である「反精神医学」が盛り上がりを見せていくことになります。

すなわち、「心の病気なんてものが本当にあるのか？　インチキな精神科医達が勝手につくったものではないか？　そもそもアイツらはろくに病気の診断もできないじゃないか」といった声が世間から上がってきたというわけです。

また、精神科医の診断能力の低さを暴くような事実が次々と明らかになっていったことも、反精神医学の声を勢いづけました。

たとえば、心理学者の実験で健常な人に精神患者のふりをさせて精神科を受診させたところ、被験者15人が全員、精神疾患と診断されて入院させられた――そんな類の話が次々と出てきたのです。

そして、そんな反精神医学の声の高まりに、3つ目の要因である「保険会社」が敏感に反応しました。精神疾患の診断がいいかげんで、簡単に詐病できるなら、そんなものを保険で扱う必要はないという意見が出てきたのです。

アメリカの医療制度では、民間の健康保険に入っている患者の医療費（患者の自己負担分以外）を保険会社が医療機関に支払う仕組みになっています。そのため、医療機関は保険会社に見放されると、大きな収入源を失うことになるのです。

DSM‐Ⅲは、これら「フロイト主義」、「反精神医学」、「保険会社」への対抗手段としてつくられました。

つまり、フロイト主義の原因追求路線からDSMの症状重視路線に切り替えることで、精神医学界におけるフロイト主義の影響力を弱め、反精神医学と保険会社に対しては「この通り、どんな精神科医でも診断が一致するようになりました。心の病気は確実に存在します。私達はこうやって科学的に診断しています」と反論したわけです。

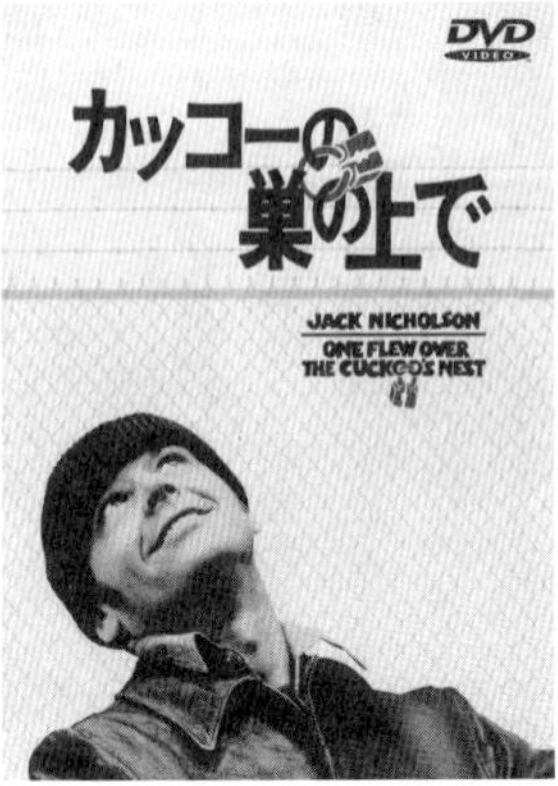

『カッコーの巣の上で』
反精神医学運動を背景につくられた名作映画。ロボトミー（第４章参照）をはじめ、当時のアメリカの精神医療を批判的に描いている。
ブルーレイ ¥2,381＋税／DVD ¥1,429＋税
ワーナー・ブラザース ホームエンターテイメント

1979年5月に起こった精神医学界の革命

フロイト主義との関連で言うと、フロイト流の精神分析の流行により、当時はまだ精神疾患の治療行為が精神科医の専売特許でなかったことも、ＤＳＭがつくられた動機のひとつです。

たとえば心理学者でも精神科医と同じように精神分析で稼いでいましたし、彼らは相談者に学問的根拠のないことを好き放題言っても、お金を取ることができました。ようするに、インチキ占い師と同じ要領で、客に話を合わせて適当なことを言えば、客が勝手に満足してお金を払ってくれるというわけです。

アメリカ精神医学会は、このような事態を放置していては、精神医学の信用が失われ、反精神医学の声をさらに高めることになると危惧しました。

そこで、操作主義（社会科学等で科学的研究に用いられていた手法）を取り入れた新しい診断基準、すなわちＤＳＭ‐Ⅲをつくることで精神医学の学問的な権威付けをはかり、精神疾患の治療行為を精神科医の専売特許にしようとしたのです。

また、ＤＳＭ‐Ⅲがつくられた背景には、フロイト主義と反フロイト主義のある種のイデオロギー闘争も絡んでいます。

反フロイト主義の中心にいたのは、記述精神医学を確立した精神科医クレペリンの流れを汲む一派でした。記述精神医学とは、患者の言葉や行動に注目して精神疾患を研究する精神医学で、ＤＳＭ‐Ⅲ以降の基礎となっています。

フロイト主義の精神科医が精神疾患の原因を重視したのに対し、反フロイト主義の精神科医は、クレペリン流の精神医学に基づき、精神疾患の症状を重視しました。そして、「フロイトから精神医学を守れ」や「クレペリンが精神医学を救う」をスローガンに、反フロイト運動を展開し、アメリカの精神医学界にクレペリン流精神医学を基礎とするＤＳＭ‐Ⅲが受け入れられる下地をつくっていったのです。

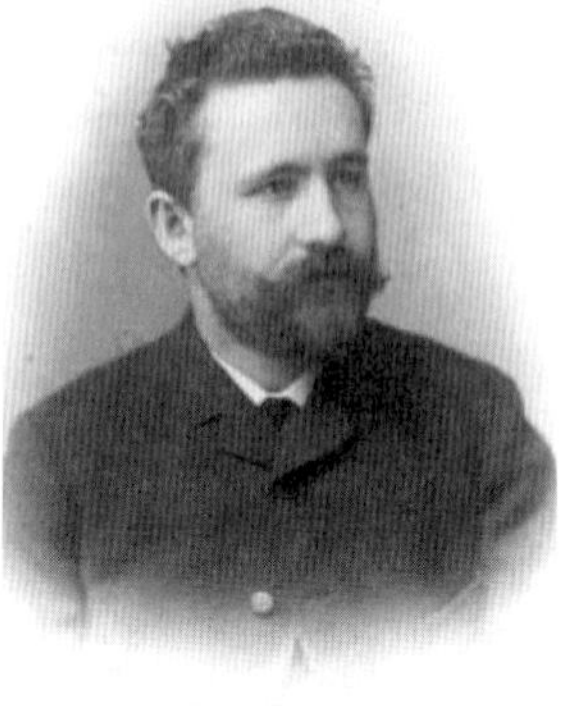
エミール・クレペリン
（1856～1926）

ＤＳＭ‐Ⅲは、１９７９年5月27日、シカゴのヒルトンホテルで行われたアメリカ精神医学会の総会で採択されました（出版は翌１９８０年）。のちにＤＳＭが精神医学のあり方を１８０度変え、診断のバイブルと化したことを踏まえると、その日はまさに「精神医学の革命記念日」と言えるでしょう。

DSMは政治的な意図と妥協の産物

このようにDSM‐Ⅲは、「フロイト主義」、「反精神医学」、「保険会社」への対抗手段という政治的な意図によってつくられました。もちろん、どのような経緯でできたにせよ、それが科学的根拠に基づく有用なものならば、まったく文句はないのですが、そうでないことはこれまで散々述べてきた通りです。

診断基準というのは、本来であれば、もっと科学的根拠に基づいて厳密に仕上げるものですが、DSMはその点を「妥協」しています。DSM‐Ⅲができて以降、アメリカでも「このような曖昧な基準でいいのか？」という批判が随所で上がりましたが、DSM推進派は、DSMが本来統計用マニュアルであることを都合よく利用して「DSMにある疾患の定義は、あくまで仮のものである」という言い訳で逃れてきました。

今日では精神科医の聖書と化したDSMですが、誰かがその内容の正しさを証明したわけではありません。それは、アメリカの精神医学界が当時そこにあった危機（フロイト主義、反精神医学、保険会社）を乗り越えるために、緊急避難的につくられたものです。

このようにアメリカの特殊な事情で生まれたＤＳＭを、背景の異なる日本に持ち込む必要性など、本来ならばありません。しかし、日本ではその必要性すら検討されることなく、盲目的に受け入れられているのです。

製薬会社が大歓迎したＤＳＭ‐Ⅲ

その登場の経緯はさておき、ＤＳＭ‐Ⅲが精神医学の地位向上に貢献したことは確かです。反精神医学の運動によって信頼を失っていた当時の精神医学界にとっては、まさに救世主だったと言えます。また、その科学的根拠はさておき、ＤＳＭ‐Ⅲがアメリカのみならず世界の精神医療を一変させるインパクトをもたらしたことも事実です。

しかし、それらの変化は、ＤＳＭを利用した製薬会社がもたらした、と言うべきかもしれません。

ＤＳＭ‐Ⅲが発表されると、製薬会社はそれを大歓迎し、例によって大規模なマーケティングキャンペーンを展開しました。すなわち、DSM-Ⅲによって正常と異常（精神疾患）の境界があいまいになったことをいいことに、十数年後に日本で行ったのと同じようなうつ病の啓発活動を行ったのです。

「あなたの日常生活の悩みには、実は精神疾患が隠れているかもしれない」

そんなメッセージに導かれ、ちょっとした悩みでも精神科を受診する人が増えていきました。そして、1987年、DSM-Ⅲの改定版DSM-ⅢRの発表と同時期にイーライリリー社からプロザック（一般名フルオキセチン）の発売が開始されると、プロザックは瞬く間にベストセラーになります。

このように製薬会社がDSMをマーケティングに利用して莫大な利益を得るという流れもDSM-Ⅲから始まりました。そして、それはDSM-Ⅳの時代になってもDSM-5の時代になっても変わることなく、今日まで続いてます。アメリカだけでなく、日本を含めた世界中で……。

DSM-Ⅳ（1994年発表）で作成委員長を務めたアレン・フランセスは、DSMと製薬会社の関係に関して、こんな反省の弁を述べています。

「DSM‐Ⅳはあまりにも貧弱な堤防であり、製薬企業の強引で狡猾《こうかつ》な運動にあおられた軽率な欲求の洪水を堰《せ》き止めることはできなかった。われわれは製薬企業を利するような提案は一貫して拒んできたが、この保守的なマニュアルがこれほど易々と格好の宣伝材料にされるとは予想できなかった。数年のうちに、製薬企業の勝利とわれわれの敗北は明らかになった」(『〈正常〉を救え　精神医学を混乱させるDSM‐5への警告』)

患者の言葉にしか頼れないなら、もっと厳密な考察を

内科でも外科でも、病気の「異常」は、検査結果の数値やレントゲンなど、目に見える形で存在しています。そして、その異常に対して、どう対処するのか、あるいは何も対処しなくていいのかも、ある程度はっきりしています。ところが精神科の病気の「異常」は、患者の訴える症状の中にしかありません。

たとえば気分が落ち込んでいるという場合でも、DSMは、その原因を重視することなく、患者の訴える症状に基づいて診断していいということにしました。そして、それがあたかも科学的であるかのように振る舞っています。

しかし、当然ながら、患者の訴える症状というものは、言葉によってしか成立しません。言葉というものは、人によって表現の仕方が異なりますし、意味の取り方も人によって異なります。また、個々人の文化的背景によっても、それらは変わってきます。

生物学的な検査ができないなら、せめて言葉の意味論や文化論まで深く追究するような社会科学的なアプローチをする必要があるはずです。にもかかわらず、DSMは、Ⅲが発表された1980年以降、相変わらず患者の訴える症状という曖昧なものに基づいて精神疾患を診断しています。

そのような厳密性を欠いた診断基準が科学的であるわけがありません。言葉の意味論や文化論を無視していながら、患者の口から出た言葉だけで病気を診断してもよいとするのは、とても馬鹿げています。

DSMに基づく研究では、資金提供が得られない!?

確かに、他の医学の分野でも、50年ほど前までは、症状に基づく診断がよく行われていました。しかし、この半世紀で、それは病態生理に基づく診断に置き換えられています。

なぜなら、症状だけに基づく診断では、最適な治療法を選択するのに、ほとんど役に立たないことがわかったからです。

しかし、ＤＳＭは、いまだに症状だけをまとめているに過ぎません。

メンタルヘルス研究のための世界最大の資金提供機関であるアメリカ国立精神衛生研究所（ＮＩＭＨ）も、そんな症状中心主義のＤＳＭから距離を置こうとしています。

２０１３年にＤＳＭ‐５が発表される直前には「ＮＩＭＨがＤＳＭに基づく研究プロジェクトには資金提供しないと決定した」というニュースが報じられ、精神医学界を騒がせました。

もっとも、このニュースはやや大げさに報じられただけで、実際のところはＤＳＭとの絶縁宣言というほどのものではありません。ただ、近年、ＮＩＭＨが研究者に対して、ＤＳＭに書かれているような精神疾患の典型的な症状よりも、脳回路や遺伝学など、観察可能な行動の生物学的根拠に焦点を当てて研究するよう促しているのは事実です。

実際、ＮＩＭＨは、症状中心の臨床研究に以前ほど研究資金を提供しなくなりました。イギリスの学術雑誌『ネイチャー』の分析によると、ＮＩＭＨがそうした臨床研究に資金提供した件数は２００９年から２０１５年の期間で45％も減少しているそうです。

一方で、ＮＩＭＨは、観察可能な行動や神経生物学的尺度で精神疾患を分類する実験プロジェクト「ＲＤｏＣ（Research Domain Criteria）」を推し進めています。

ようするに、「このままＤＳＭに任せていても、ろくな研究成果が上がってこない」とＮＩＭＨがしびれを切らしたといったところでしょうか。

なお、ＲＤｏＣは、ＤＳＭに代わる新しい診断基準というわけではなく、あくまで生物学的な根拠に基づいて精神疾患を分類していくことを目的としています。

しかし、ＤＳＭ信者の研究者達は「今後はＲＤｏＣに基づく研究でなければ資金提供がなくなるのではないか」と警戒しているようです。

精神科医達が聖書扱いしているＤＳＭなど、所詮その程度の存在なのです。

何より恐ろしいのは、今日も世界のいたるところで、そんな非科学的なものに基づいて「正常」な人がうつ病だと診断され、危険な副作用のある抗うつ薬で薬漬けにされるという事実でしょう。

DSMは精神科の「ゆとり教育」

うつ病をはじめとする精神疾患は、診断された人のその後の人生を大きく変えることが多々あります。なので、本来はDSMのような曖昧な基準で診断してはいけないはずです。もっと厳密な基準にもとづいて、目の前にいる患者が精神疾患なのか正常なのかを鑑別する努力をすべきでしょう。

円周率でたとえるなら、3・14どころか3・1415926…と20ケタくらいまで細かくしていかないと、患者の気分の落ち込みが病気によるものか人生の悩みによるものなのかを見分けることなど不可能なはずです。

それをDSMは「約3でいいよ」ということにしました。

まさに精神科の「ゆとり教育」です。

確かにその約3には、病気の人も含まれているでしょうが、それ以上に病気ではない「正常」な人がたくさん含まれています。DSMはその正常な人も、病人として扱っていいとしました。

全国の精神科・診療内科の診療所数の年次推移

参考資料：厚生労働省「医療施設調査」

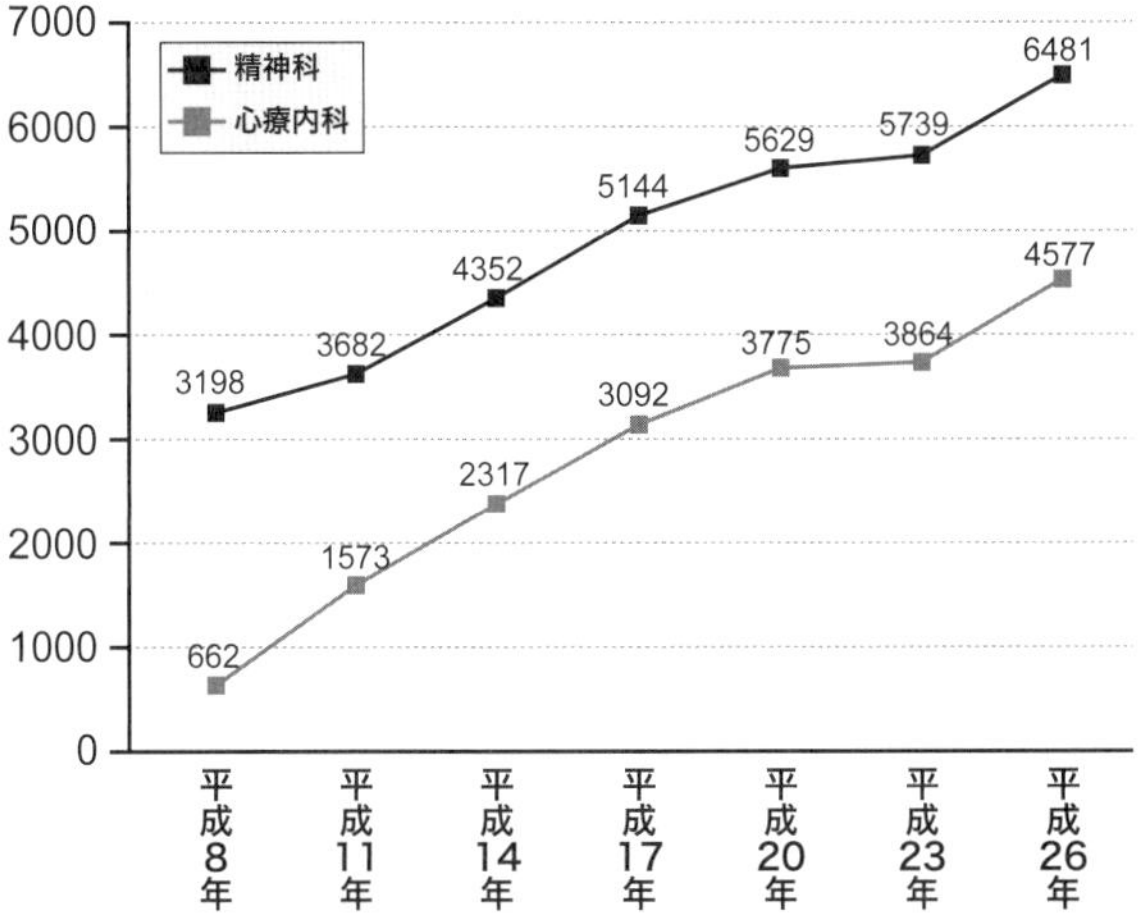

※重複計上を含む（精神科と心療内科を両方掲げている場合、それぞれ計上される）

円周率が3なら、簡単に計算できます。

それと同じで、DSMに基づけば、うつ病をはじめとする精神疾患の診断が簡単に下せるのです。

2000年以前、すなわちSSRI発売前の日本で主流だったドイツ精神病理学に基づく従来型診断に比べれば、DSMの操作的診断は、九九を覚えるくらいに簡単なので、経験の浅い、若い精神科医から支持されてきました。

特にDSMが主流になってから精神科医になった若い先生の中には、研修医時代に内科・外科その他の診療科目を体験し、どこでも通用しなかったことから、一番楽な精神科を選んだという人もいます。

もちろん、そんな人ばかりではないと信じたいところではありますが、ＤＳＭという精神科医の「ゆとり教育」マニュアルがある以上、今後もそうしたモチベーションで精神科を選ぶ人は増えていくことでしょう。

これが近年、巷に精神科や心療内科のクリニックが急増している背景のひとつです。

このような現状下で、果たしてこれから先、日本の精神医学界は、精神科医の「質」を下げずにいることができるのでしょうか……。

ＤＳＭをつくった精神科医達がＤＳＭに警鐘を鳴らしている!?

ＤＳＭを批判しているのは、何も私のような部外者や、メインストリームから外れた一部の精神科医だけではありません。過去にＤＳＭをつくる側にいた精神科医達も、現在はＤＳＭがもたらす過剰診断の危険性に警鐘を鳴らしています。

ＤＳＭ‐Ⅲの作成委員長を務めた精神科医ロバート・スピッツァーもそのひとりです。

ロバートは、ＤＳＭに操作的診断基準を導入し、その後の精神医学界に革命をもたらした人物として知られています。

しかし、ＤＳＭ‐Ⅳ以降はＤＳＭの作成と関わりをもたなくなり、やがてＤＳＭによる過剰診断の弊害を批判するようになりました。

また、ＤＳＭ‐５が作成された際には、アメリカ精神医学会がその知的財産権を守るため、関係者に守秘契約を強制したことも批判しています。アメリカ精神医学会がオープンな環境で議論してＤＳＭを作成することより、ＤＳＭの出版利益を優先したことに憤りを覚えたというわけです。

ちなみに、ロバートは、ＤＳＭ‐Ⅱまで精神疾患に分類されていた同性愛を、病気ではないとして、ＤＳＭ‐Ⅲのリストから外したことでも知られています。

確かにこのロバートの判断自体は評価すべきかもしれませんが、裏を返せば、昨日まで病気でなかったものが偉い先生の鶴の一声で病気にされる可能性もあります。ＤＳＭの改定作業とは、そういう行為なのです。

これまでたびたび名前が出てきたアレン・フランセス（ＤＳＭ‐Ⅳの作成委員長）もＤＳＭの過剰診断の危険性に警鐘を鳴らしているひとりです。

アレンは、ロバートに協力してＤＳＭ‐Ⅲ、ＤＳＭ‐ⅢＲの作成に関わり、ＤＳＭ‐Ⅳ

への改定に際してアメリカ精神医学会から作成委員長に任じられました。

前述の通り、アレン本人としては、ＤＳＭ‐Ⅳを以前の版よりも保守的な内容にしたつもりでしたが、それを易々と製薬会社のマーケティングに利用され、過剰診断の問題に発展するとは予想もしていなかったそうです。著書（前出）では、当時を振り返り「ＤＳＭ‐Ⅳに、過剰診断に対する警告とそれを避けるための助言をはっきりと示すべきだった」と悔いています。

ロバートにしろ、アレンにしろ、自分の過去の仕事であるＤＳＭを全否定しているわけではありません。

しかし、ＤＳＭが作成者達の意図に反して「悪用」されている以上、今日の精神科医は、もう少し彼らの声にも耳を傾けるべきではないでしょうか。

日陰に追いやられたデキサメサゾン負荷試験

ＤＳＭが世界の精神医学界を席巻するようになってから、世界中の精神医療は画一的になり、過去のさまざまな成果が日陰に追いやられてしまっています。

かつて日本でうつ病の診断の際に行われていたデキサメサゾン負荷試験（デキサメサゾン抑制試験）もそのひとつです。

デキサメサゾン負荷試験は、デキサメサゾンというステロイドホルモンを患者に投与して、その後のホルモンの変化からうつ病か否かを判定する方法です。うつ病診断の客観的なマーカーになりうる試験なのですが、ＤＳＭが主流になってからはあまり行われなくなりました。

精神病理学に基づく従来型診断でデキサメサゾン負荷試験を行えば、「確実に」というわけではありませんが、うつ病（内因性うつ病）とそれ以外の精神状態との比較に有意差（偶然ではない客観的な差）が認められることがあります。つまり、うつ病と単なる気分の落ち込みを区別できる可能性があるというわけです。しかし、ＤＳＭに基づく診断では、デキサメサゾン負荷試験を行なっても、そうした有意差が認められません。

もちろん、従来型診断でもデキサメサゾン負荷試験だけに頼ることはできないという課題はありますが、うつ病の客観的マーカーになりうる可能性を秘めているものなら、もっと研究が進んでもいい分野だと思われます。少なくとも、ＤＳＭによって日陰に追いやられているのは、もったいない気がします。

余談ですが、私が以前出席した製薬会社主催の学会で、分子生物学的なアプローチからうつ病を研究しているという某大学精神科の先生が講演をしていました。その先生が言うには、同じデキサメサゾン負荷試験を用いた研究でも、従来型診断で行った場合と、DSMの操作的診断で行った場合とでは、得られるデータがまったく違ったそうです。

ちょうどDSMの話題が出たということで、質疑応答の際、私はその先生に「日本の精神医療は、このままDSMに頼った診断をしていてはダメなんじゃないんですか?」と当時抱き始めていた問題意識をそのままぶつけてみました。

すると、その先生は、こう答えました。

「私もDSMは本当にクソみたいだと思っています」

立場のある精神科医で、ここまではっきりと言ってくれる先生はそうそういません。

このやり取りで会場が一瞬にして凍りつき、シーンと静まり返ったのを今でもはっきり覚えています。

病気じゃない人を研究しても……

今やＤＳＭの弊害は過剰診断・過剰投与といった臨床面だけでなく、研究面にも及んでいます。

統合失調症の権威で、ＤＳＭ‐Ⅲ、ＤＳＭ‐Ⅳの作成に関わった精神科医ナンシー・Ｃ・アンドレアセンは、ＤＳＭの問題点のひとつとして「信頼性を達成するために妥当性を犠牲にした」ことを指摘し、「ＤＳＭの主要な目標は診断を標準化して研究を容易にすることだったが、ＤＳＭ診断は妥当性に欠けているので研究の役に立たない」と厳しく批判しました。彼女もまた、前出のロバート・スピッツァーやアレン・フランセスと同じく、ＤＳＭを批判する元ＤＳＭ作成者のひとりです。

やや堅苦しい表現ですが、ようするに「ＤＳＭを使えば誰でも同じ診断を下せるようになったが、その診断結果自体がいいかげんなので、とてもじゃないがそれを研究に利用できない」というわけです。

そんなアンドレアセンのＤＳＭ批判とも関連する話なのですが、私が以前、『ネイチャー』

主催のニューヨーク大学での学会（NYU Nature conference on neurogenetics）に出席した時、精神疾患と遺伝子の関係をテーマにする研究発表がありました。そこではGWAS（Genome Wide Association Study：ゲノムワイド関連解析）という最新の遺伝子解析の方法を使って、発達障害やうつ病の患者の遺伝子が普通の人のそれと比べてどのような違いがあるのかを調査した研究が発表されていました。

GWASは、もともと心筋梗塞と遺伝子の関係を調べる所から始まり、今日では、さまざまな病気と遺伝子との関係が調べられるようになりました。その技術を精神疾患の分野に応用し、精神疾患と遺伝子変化との関連性を調査した研究が発表されていたのです。

しかし、私が違和感を覚えたのは、遺伝子解析がGWASという、ひじょうに厳密で科学的な方法で行われていたのに対し、精神疾患の診断がDSMに基づいて行われていたことです。

これでは、いくら遺伝子の部分を科学的に研究しても、精神疾患の部分が非科学的なわけですから、あまり意味がありません。DSMに基づいているということは、うつ病じゃない「正常な人」（単に人生の悩みで落ち込んでいるだけの人）の遺伝子を一生懸命、科学的に調査している可能性があるからです。

このようにＤＳＭは、研究に役立っているどころか、研究を間違った結論に導きかねない弊害を生じさせていると言えます。

ＤＳＭを診断の柱とする今日の精神医学のあり方が変わらない限り、今後もこうした研究面での問題が起こり続けることでしょう。

眠れる森の美女、精神病理学

かつて日本で主流だったドイツ流の精神病理学は、日本の精神医学界にＤＳＭが席巻したことで、まったく顧みられない存在になりました。このように精神病理学がＤＳＭによって廃れたという事情は、ヨーロッパの精神医学界においても同じです。

しかし、現在、ヨーロッパでは「精神病理学に帰ろう」というムーブメントが起こりつつあります。

本来、精神科医の役割は、病的な精神状態と正常な精神状態を区別することです。

当然それが一筋縄ではいかないほど難しいのはわかります。

しかし、少なくとも、かつての精神病理学は、うつ病と人生の悩みによる気分の落ち込みをしっかりと鑑別する努力をしていました。そして、患者の訴える症状、すなわち患者の「言葉」に騙されないよう、常々注意を払っていました。

一方、その努力を放棄したのがＤＳＭです。

繰り返しになりますが、ＤＳＭは、言葉の意味論を無視しています。

たとえば「落ち込んでいる」と一言でいってもいろんな落ち込み方があります。

また、「寝られない」にも、いろんな「寝られない」があります。

「悲しい」や「不安」も同様です。ひとつひとつの言葉にいろいろな程度があります。

言葉は、話し手と聞き手によってイメージや解釈ががらりと変わります。人間同士のコミュニケーションには、そうしたイメージのばらつきや、解釈のずれがつきものです。

ＤＳＭでは、それらをまったくと言っていいほど考慮していません。あえて乱暴な言い方をすれば、当てはまる症状の項目数だけで病気を診断しています。

また、心の病気とはどういうものか、「正常」と「異常」とは何かを哲学的に考察することもしません。それがないからこそ、ＤＳＭ-５では、痴漢やアルコール依存症、薬物依存症、ギャンブル依存症、買い物依存症まで病気にしてしまったのです。

ＤＳＭは、明らかに道徳の問題だと思えるようなものまで病気化しています。

このままいくと、人生でうまくいかないことや、よくないと思われていることは、すべて病気だということになります。

では、それらが仮に病気だとして、治す薬や方法はあるのでしょうか。

実際のところは、治すことができないのに、とりあえず病名をつけることで、あたかも医学的に治せるかのようにふるまっているだけだと言えます。

そんなことをして喜ぶのは、病気が増えて薬の売り上げが伸びる製薬会社くらいでしょう。だからこそ、製薬会社はDSM頼りの現在の精神医学を支持しているのです。

本当に精神医学はこのままでいいのか――そんな問いかけに応える形で、現在ヨーロッパでは、DSM頼りの精神医学から、病気の鑑別に最大限の努力を払う精神病埋学に戻るべきだという意見が盛り上がりを見せています。

ある論文では、ヨーロッパの精神医学を「眠れる森の美女」にたとえ、「今こそ精神病理学を復活させて、1980年以来眠っているヨーロッパの精神医学を復活させるべきだ」と主張しています。

この1980年とは、言うまでもなくDSM-Ⅲが発表された年です。

一方、日本の精神医学が「眠り」についたのは、SSRIとともにDSM診断のうつ病が「輸入」された2000年頃からです。

ヨーロッパに比べるとまだ眠りが浅い分、早く目覚められる可能性もあります。

本当に日本の精神医学はこのままでいいのか――そんな問いかけに、日本の精神科医も何らかのアクションを見せてくれることを切実に願っています。

第4章

うつ病の投薬治療がおかしい

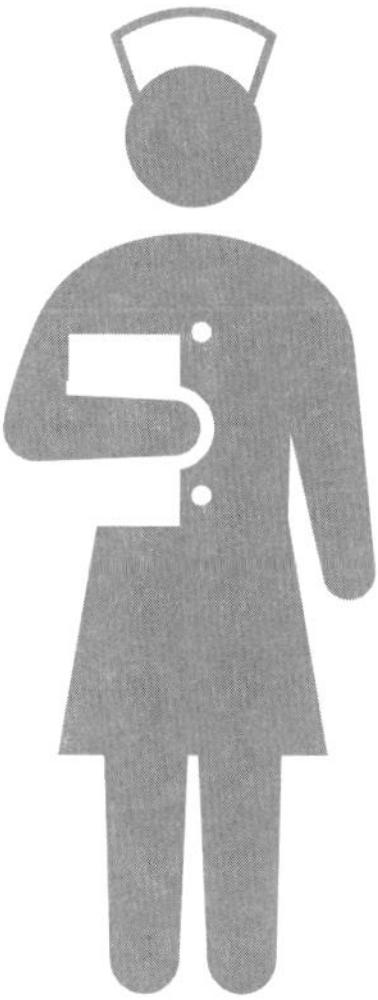

「本当のうつ病」は、実はそれほど多くない

たとえ激しい気分の落ち込みが2週間以上続くことがあっても、精神科を受診する前に、その原因についてしっかりと考えるようにしてください。親しい人との死別や失業、離婚など、誰がどう考えても落ち込んでも仕方のないような理由があるなら、それはうつ病ではない可能性があります。前章でも述べた通り、それはあのＤＳＭですら認めていることです。

ただし、ＤＳＭ-５には「落ち込んでも仕方のないような原因がある場合でも、うつ病の可能性を見逃してはいけない」という意味の注意書きがあるため、実際には、原因のある落ち込み（人生の悩みによる落ち込み）の多くが、機械的にうつ病だと診断されています。また、患者が来た以上、何かしらの診断名をつけなければ報酬がもらえないという日本の医療事情も、そんな安易な診断を後押ししています。

つまり、気分が落ち込んだからといって精神科を受診すれば、たとえあなたが「正常」でも、いとも簡単に病人に仕立て上げられる可能性があるというわけです。それを避ける

ためには、まずはしっかりとその落ち込みの原因と向き合う必要があります。

もし、これといった原因がないにもかかわらず、激しい気分の落ち込みが1ヶ月以上続くようなら「本当のうつ病」（内因性うつ病）なのかもしれませんが、それは「病気による気分の落ち込み」なので、抗うつ薬で改善できる可能性があります。

しかし、そもそも世の中に「本当のうつ病」に該当するほどの人は、今も昔もそれほど多くはいません。

これまで述べてきた通り、近年その増加が問題になっているのは「本当のうつ病」ではなく「DSMによって拡大解釈されたうつ病」です。そして、その大半は病気ではなく、単なる「人生の悩みによる落ち込み」なのです。

的外れな投薬治療で患者が薬漬けになっている

「人生の悩みによる落ち込み」は、精神科を受診して抗うつ薬をもらったところで、その根本的な悩みは解決しません。

つまり、薬では治らないものです。

メインストリームの精神科医が書いたうつ病関連書籍では、そうした例も投薬で治ったというエピソードが紹介されていることがあります。しかし、本当に薬の効果で気分の落ち込みが治ったのかは疑わしいところです。ただ単に時間が解決してくれた（時間の経過によって悩みが解消された）だけの可能性もあります。

これは大事なことなので何度でも繰り返しますが、私は「人生の悩みによる落ち込み」が薬で治ったという人をひとりも見たことがありません。

にもかかわらず、大半の精神科医は、ＤＳＭに基づいて「人生の悩みによる落ち込み」にも病気のレッテルを貼り、副作用の多い抗うつ薬を次々と処方していきます。

うつ病と診断されて、投薬に頼らない精神療法（患者の考え方や行動に変化を促して心の苦痛を取り除いていく治療法）や、生活環境の改善に導かれる患者はほとんどいません。精神療法が行なわれるにしても、たいていは投薬治療とセットです。

そして、再診時に症状の改善が見られなければ、精神科医は、モノアミン仮説に基づき、薬の種類を変えるか、量を増やすかして対処しようとします。

しかし、一度こうなってしまうと、薬を処方している精神科医自身もそれを止めるタイミングを失ってしまうのです。

その結果、患者はどんどん薬物依存に近い、薬漬けの状態になっていきます。

精神科医の先生方はそれを「専門家から見れば、エビデンス（科学的根拠）に基づく適切な投薬治療だ」と主張されるかもしれませんが、「門外漢」の内科医である私からすると、病気かどうかもわからない人をターゲットにして、的外れな薬を使い続けている「いいかげんな治療」としか言いようがありません。

SSRIによる投薬治療では、寛解率わずか30％!?

過剰診断・過剰投薬の問題は、ＤＳＭに基づく現在のうつ病のパラダイムを変えない限り解決しません。病気でもない人を病人に仕立てるシステムで診療している以上、無駄な投薬治療が増えるのは必然でしょう。

病気ではない人に抗うつ薬を使っても、当然ながら効果は期待できません。むしろ薬の副作用で以前よりも体調を崩す可能性のほうが高いと言えます。

ところで、うつ病の投薬治療の効果の判定は、診断の場合と同じく、その大部分を患者の主観に頼らざるをえないのが現状です。

つまり、患者が「この薬を飲み始めてから調子がいいです」と言えば、効果ありと判断されることになります。また、うつ病の症状があっても「眠れるようになってきた」と答えれば「改善」と見なされる場合もあります。

そのような判定しかできないのは、うつ病の診療に客観的なマーカーがない以上、仕方がありません。モノアミン仮説に基づいたところで、基準となる脳内のセロトニン濃度の正常値は明らかになっていませんし、投薬によってセロトニン濃度がどれだけ変化するのかを知るすべもないからです。

「患者の主観に基づく評価だと、医師との信頼関係や思い込みなどの影響から、投薬治療の効果が実際よりも高く評価されるのでは？」と思われるかもしれませんが、どうやらそうとも限らないようです。

アメリカ国立精神衛生研究所（NIMH）の資金提供によって2006年に実施された、うつ病の大規模臨床試験「STAR＊D」によると、精神科医の管理下で十分な量のSSRIをうつ病患者に十分な期間与えたとしても、うつ病の反応率（投薬で症状の重さが治療開始時の半分以下になった人の割合）は約50％にとどまり、寛解率（投薬でほぼ正常な状態に戻った人の割合）にいたっては約30％に過ぎないという結果になりました。

これら反応・寛解の判定に関しては、簡易抑うつ症状尺度（QIDS-SR）や、ハミルトンうつ病評価尺度（HAM-D）という一般的な評価尺度が用いられています。いずれも患者へのアンケートに基づいてうつ病の重症度を判定するというものです。

この結果を見る限り、どうやら投薬治療は、患者の主観に基づいて判定しても、それほど成果をあげられていないようです。

抗うつ薬は偽薬と変わらない？

現在使われている抗うつ薬は、偽薬（プラセボ）との有意差（偶然や誤差によって生じたものではない差）がほとんどないとする研究結果もあります。

つまり、医者から砂糖やメリケン粉を薬だと偽って出されても、患者がそれを薬だと信じて飲むなら、抗うつ薬と同じくらいの効果が見られるというわけです。

特に軽症のうつ病やうつ状態に関しては、抗うつ薬が偽薬より有効であることが確認できなかったという研究もあります。

そのため、日本うつ病学会もガイドライン（「日本うつ病学会治療ガイドライン　Ⅱ.

大うつ病性障害」）において、「（抗うつ薬の）有効性そのものは否定できないが、少なくとも安易な薬物療法は避けるという姿勢が、軽症うつ病の治療においては優先されるべきであろう」（カッコ内は引用者註）と慎重な姿勢を示しています。

もちろん、現在使われている抗うつ薬は、ダブルブラインド試験などの厳しい試験をクリアして承認されています。

ダブルブラインド試験とは、たとえば薬の場合、医者も患者も、自分が与えた（与えられた）薬が本物か偽物かわからない状態にして、薬の効果を判定する方法です。

しかし、その薬効の判定も、やはり患者の主観（患者が医師の質問にどう答えたか）に基づくものなので、あまりあてにはできません。たとえば、SSRIの場合、効果が出るまで1ヶ月ほど時間がかかると言われているため、たとえうつ病の症状が改善しても、それが薬の効果によるものか、時間の経過によるものかがわかりにくいのです。

そもそも、統計的な調査をしないと効いたかどうかわからないような薬は、治療薬とは言えないのではないでしょうか。

たとえば、風邪で扁桃腺が腫れている患者に抗生物質（抗菌薬）を処方すれば、大抵すぐに症状が改善します。薬効は一目瞭然であり、統計的な調査などする必要がありません。

また、血糖値を下げる薬にしても同じです。高血糖の患者に薬を使えば、有意差を調べるまでもなく、明らかに血糖値は下がっていきます。

つまり、統計的な有意差をわざわざ調べなければならない時点で、その薬はたいして効いていない証拠とも言えるのです。

自殺を防ぐための薬の副作用が自殺!?

基本的に抗うつ薬の効能や安全性に関する科学的なデータは、販売元の製薬会社の強い影響下（製薬会社が資金提供した試験など）で作成されたものです。

しかし、製薬会社は一般的に、自社の薬に有利なデータを大々的にアピールする一方、不利なデータをなるべく隠そうとする体質があります。

実際、2012年のアメリカの裁判では、グラクソ・スミスクライン社が同社のSSRI「パキシル」（一般名パロキセチン）の重大な副作用のリスクを隠蔽しながら、青年のうつ病治療への有効性をPRしていたことが明らかになりました。第2章でも述べた通り、私は製薬会社の利益追求自体を批判するつもりはいっさいありませんが、こうした「度を越した利益追求」に関しては、その限りではありません。利益のために事実を捻じ曲げるなどもってのほかです。

ところで、この裁判で争点となっていた、パキシルの副作用のひとつに「自殺企図」（自殺を企てること）があります。

パキシルに限らず、またSSRIに限らず、抗うつ薬全般には、副作用として、自殺企図や自殺念慮（死にたいと思うこと）のリスクがあります。そして、それらの副作用は、特に若者に起こりやすいことから、抗うつ剤の添付文書（能書）には必ず次の一文が注意書きとして入れられています。

「抗うつ剤の投与により、24歳未満の患者で、自殺念慮、自殺企図のリスクが増加するとの報告があるため、本剤の投与にあたっては、リスクとベネフィットを考慮すること」

不思議に思われるかもしれませんが、うつ病の治療で最も避けるべき「最悪の事態」こそ自殺であるはずなのに、その治療の第一選択には「患者を自殺に導く危険性のある薬」が使われているのです。

さらに、自殺企図・自殺念慮もその一種なのですが、抗うつ薬の注意すべき副作用に「アクティベーション」と呼ばれるものがあります。

厳密な定義はありませんが、アクティベーションとは、抗うつ薬を飲むことで、イライラや不安が強まったり、衝動性が高まったり、眠れなくなったりする症状を指します。そして、症状がひどい場合には、自傷行為や他人への暴力、自殺未遂、自殺など、危険な行為にいたる例が報告されています。

抗うつ薬を使った投薬治療に、これらの「リスク」を冒してまで得られるほどの「ベネフィット」があるなら、まだ話はわかります。しかし、肝心のベネフィット、すなわち抗うつ薬の効果がいかに曖昧なものであるかについては、先に述べた通りです。

一方、リスクは、はっきりしています。

一般的に副作用の少ない安全な抗うつ薬として紹介されるＳＳＲＩ（それも製薬会社のプロパガンダに過ぎません）でさえ、その添付文書を見れば、さまざまな副作用が、一般的な内科薬と比べてはるかに高い確率で起こることがわかります。

今日のうつ病治療は、このようにハイリスク・ローリターンな抗うつ薬を第一選択薬にしているのですが、果たしてこのままで本当によいのでしょうか……。

一度飲み始めたら簡単に止められない抗うつ薬

今日の精神医療に疑問をもっている精神科医も、メインストリームの精神科医も、うつ病の治療に関して、一致している意見がひとつあります。

それは、「患者が自己判断で薬を止めてはいけない」ということです。

その意見には、私も同意します。

ただ、メインストリームの精神科医がよく主張するような「せっかく有効な投薬治療をしているのに、患者が勝手に薬を止めると、それまでの治療が台無しになってしまう（あるいは、前より悪化してしまう）」といった理由ではありません。これは、投薬治療が有効であることを前提にした意見です。

そうではなくて、薬が効いている、効いていないにかかわらず、抗うつ薬は、突然中止すると、気分の落ち込みが強くなったり、不安や不眠、焦燥感など、いろいろとひどい症状が現れることがあるからです。

モノアミン仮説、すなわち脳内の化学物質（モノアミン）のアンバランス（過不足。うつ病の場合は不足）がうつ病をはじめとする精神疾患を招くという考えは、ただの仮説に過ぎません。しかし、抗うつ薬の作用は、確実に脳内に化学的なアンバランスを引き起こします。

つまり、抗うつ薬を飲む前の脳内の状態がどうなっているかは誰にもわかりませんが、飲んだ後は、確実にモノアミン量が変化して、バランスが崩れた状態になっているのです。だからこそ、抗うつ薬を一度飲み始めた患者は、急に薬を止めると、さまざまな症状に悩まされることになります。

そもそも精神科医が抗うつ薬を処方しなければ、そのような事態にはならないわけですから、抗うつ薬の使用には慎重になってしかるべきです。

くれぐれも誤解しないでいただきたいのですが、私は別に「抗うつ薬を処方するな」と言うつもりはありません。患者によっては、抗うつ薬が劇的に効く例があることも知っています。ただ一度飲み始めると止めるのが難しい上に、副作用もたくさんある薬だからこそ、もっと慎重に処方してほしいと心から願っているのです。

もちろん、精神科医の中には、かなり慎重に抗うつ薬を処方している先生もいます。しかし、世の中にはそういう先生のほうが少ないことは、抗うつ薬の市場規模の推移を見て

うつ病（気分障害）の患者数と抗うつ薬の市場規模の推移

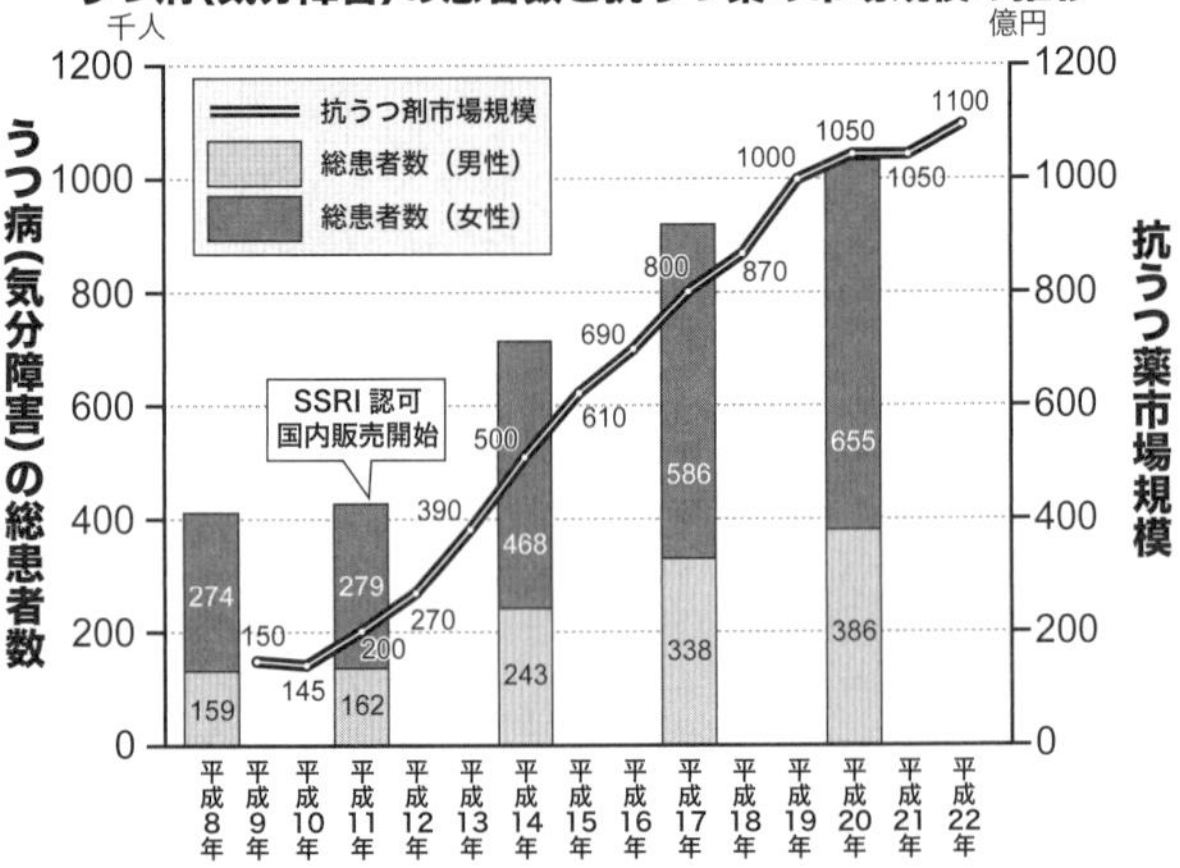

厚生労働省「患者調査」および治験薬年報「ai Report 2011」
（株式会社シーマ・サイエンスジャーナル）をもとに作成

も明らかでしょう。日本にＳＳＲＩが入ってきて以降、うつ病患者の増加とともに、ものすごい勢いで抗うつ薬市場も規模を拡大しているのです。

本当に抗うつ薬で有効な投薬治療ができているなら、薬が世に出回る量が増えると、うつ病の患者数は減っていくか、横ばいになるかと思われます。あるいは、たとえ増えるにしろ、増加の勢いくらいは弱まってもよさそうなものです。しかし、現実にはむしろ増加の勢いは強まっています。

このように患者数が処方薬と比例して増えていくというおかしな現象が起こっているのは、大半の症例で有効な投薬治療ができていない証拠なのではないでしょうか。

抗うつ薬の副作用は高確率で発生する

メインストリームの精神科医は、製薬会社のプロパガンダそのままに、ＳＳＲＩ、ＳＮＲＩなどの新しいタイプの抗うつ薬を「副作用が比較的少なく、安全性の高い薬」として紹介しています。

しかし、それは三環系抗うつ薬などの古いタイプの薬に比べれば少しだけマシというレベルで、実際にそれぞれの薬の添付文書を確認してみると、かなり高い確率で副作用が発生することがわかります。

たとえば前出のパキシルの添付文書を見てみると、うつ病・うつ状態、パニック障害、強迫性障害、社会不安障害の患者を対象とした国内の臨床試験（承認時）で、総症例１４２４例中９７５例で副作用が報告されています（うつ病以外の精神疾患の名前も出てきましたが、これらの病気にも抗うつ薬が処方されることがあります）。

副作用の発生率は実に68・5％。その主な内訳は、傾眠（睡眠に陥りやすい軽度の意識障害）３３６例（23・6％）、吐き気２６８例（18・8％）、めまい１８２例（12・8％）、頭痛133例（9・3％）などです。

これらの数値は一般的な内科薬に比べると、かなり高いと言えます。たとえば内科で最もよく使われる抗生物質のひとつフロモックス（一般名セフカペンピボキシル）という薬だと、副作用の発生は3207例中111例で、わずか3・46％（承認時）に過ぎません。フロモックスは、風邪で扁桃腺が腫れた時や、皮膚が化膿した時などに処方されます。

抗うつ薬を風邪で処方されるような薬と比べるのはどうなのかと思われるかもしれませんが、過去には製薬会社とともにうつ病を「風邪」にたとえて世に広め（「うつは心の風邪」キャンペーン）、実際に風邪薬のように抗うつ薬を処方してきたわけですから、比較対象としては妥当なところではないでしょうか。

さて、その他の抗うつ薬についても見ていきましょう。

パキシルと同じくSSRIのルボックス（一般名フルボキサミン）は、うつ病・うつ状態および強迫性障害の患者を対象とした国内臨床試験で副作用発生率が43％（712例中306例）。パキシルと比べると低いと思われるかもしれませんが、これでも一般的な内科薬と比べると、かなり高い数値です。

また、SNRIでは、リフレックス（一般名ミルタザピン）がうつ病・うつ状態の患者を対象とした承認時の臨床試験で副作用発生率なんと82・7％（330例中273例）。同じくSNRIのサインバルタ（一般名デュロキセチン）にいたっては、うつ病・うつ状態の患者を対象とした承認時の臨床試験で副作用発生率90・2％（735例中663例）という信じられない数字が添付文書に書かれています。

ここで紹介していない薬も含め、抗うつ薬の添付文書はインターネット上に公開されているので、気になった方はぜひ一度ご自分で確認してみてください。

事例⑤　本当に抗うつ薬が効いていると言えるのか？

抗うつ薬は、忍容性が高ければ良い薬だと見なされる風潮があります。

忍容性とは、副作用が患者にとってどれだけ耐えられるかの程度のことです。

つまり、たとえ抗うつ薬を飲んで副作用が発生したとしても、患者が耐えられるほどの軽いものなら「忍容性が高い薬」とされ、良い薬だと評価されることになります。

しかし、その副作用が軽い程度で済むかどうかは、個人差があるので、飲んでみなければばわかりません。それどころか、抗うつ薬が本当に効くかどうかも、実際のところは飲んでみなければわからないのです。

そもそも気分を楽にするために薬を飲んでいるのに、体調を崩すような副作用に耐えなければならないというのも本末転倒のように思えます。

仮にひとつの薬の副作用が軽く済んでも、うつ病は長期治療が一般的になっているため、抗うつ薬やその他さまざまな種類の薬を10年以上飲み続けなければならないというケースも珍しくありません。それだけ長い間、抗うつ薬のような強い薬を飲み続けていると、もはや薬が効いているかどうかもわからない状態になります。

実際に私が産業医面談をした社員の中にもそういう人がいました。仮に名前を佐伯さんとしておきましょう。

佐伯さんは15年前に上司との人間関係に悩んで精神科を受診し、うつ病と診断されて以来、複数の抗うつ薬を飲み続けてきました。ちなみに、15年前と言えば、ちょうど「うつは心の風邪」キャンペーンで世間のうつ病に対する認知度が高まっていた時期です。

面談で私が佐伯さんに「最近調子はどうですか?」と質問すると「問題ありません!!」とビックリするほど大きな声で返事をします。また、「よく寝られていますか?」、「仕事は順調ですか？」といった質問にも「よく寝られています‼」、「順調です‼」と、やはり違和感のある大声で返してきます。

確かに会話そのものは成り立っていますし、特に落ち込んでいる様子はありませんが、佐伯さんから発せられる雰囲気は、明らかに普通ではありません。

私はそれも抗うつ薬の影響なのではないかと思うのですが（副作用ではなく、主作用が効きすぎている可能性もあります）、主治医の精神科医からすると、佐伯さんのような患者は精神科では珍しくないらしく、特に問題視していない様子でした。真実はわからないので、佐伯さんの主治医が間違っているなどと言うつもりはまったくありませんが、内科医の感覚なら、まずは薬を減らして様子を見たくなるところです。

では、果たして佐伯さんに抗うつ薬が効いていると言えるのでしょうか。

何度も言うように、うつ病の治療には客観的なマーカーがないので、これも真実はわかりません。抗うつ薬が効いているかどうかは、佐伯さんが主治医の質問にどう答えるかで判定されます。

そして、おそらくは佐伯さんがいつものように元気いっぱい（？）の大声で「調子がいいです‼　良く寝られています‼」と答えているので、主治医は投薬治療が上手くいっていると判断しているのでしょう。そうでなければ薬の種類や量に変化が見られるはずですが、佐伯さんは当初から同じものをずっと飲み続けています。

抗うつ薬による治療が有効だったとされる症例の中には、この佐伯さんのような状態まで含まれているかもしれないのです。

症状をコントロールできないなら、長期間の投薬治療は意味がない

繰り返しになりますが、私はうつ病の投薬治療をすべて否定しているわけではありません。抗うつ薬の効果が明らかではないケースが多い上に、ほぼ確実に副作用が発生するので、慎重に処方すべきだと言っているだけです。

また、症状が改善していないにもかかわらず、なんとなく同じ薬を処方し続ける投薬治療は止めるべきだとも考えています。

薬の効果が出て症状が改善しているなら、徐々に薬を止める方向に治療を進めていくべきですし、症状が改善していないなら、別の治療法を検討すべきです。いずれにせよ、10年以上も同じ薬を処方し続けるという選択はありえません。

確かに内科でも、糖尿病などの場合、同じ薬を10年以上処方し続ける例はあります。しかし、それは血糖値を薬で正常範囲内にコントロールするためにしていることです。「とりあえず」や「なんとなく」で薬を処方しているわけではありません。あくまでも血糖値という客観的なマーカーに基づいて薬の種類や量を決定しています。

しかし、残念ながらうつ病の治療では、そうした客観的なマーカーに基づく投薬ができません。

糖尿病のように、薬で症状をコントロールできないのなら、果たして10年以上も投薬治療をする意味はあるのでしょうか。

薬を飲み続けているにもかかわらず、症状が悪化したり、病気が再発したりするなら、わざわざ薬を飲む必要はありません。むしろ副作用のリスクを考えると、飲まないほうがいいくらいです。

抗うつ薬に関して、科学的根拠に基づいて確実に言えることは、「脳内に化学的なアンバランスを引き起こす」という主作用があることと、それに伴って高い確率でさまざまな副作用が発生するということです。

確かに、患者によっては、その化学的なアンバランスがいい方向に働いた結果なのか、うつ病の症状が改善することがあります。しかし、なぜそのようなことが起こるのかは、抗うつ薬が発見されて以来、いまだに誰も解明できていません。

ましてや、患者の訴える症状をもとに、薬の種類や量を増やしたり、何十年も薬を処方し続けることに科学的根拠などないのです。

事例⑥ 抗うつ薬が効いた!!

私もそれほど事例を見たことはありませんが、確かに抗うつ薬が劇的な効果を発揮するケースも存在します。

玩具メーカーに勤める50代の男性・岡村さん（仮名）は、ある日、会社の重要なプロジェクトチームの一員に選ばれました。しかし、やがて仕事のプレッシャーに押しつぶされそうになり、憂うつな日々を送るようになりました。そして、いよいよ我慢の限界を迎えて精神科を受診したそうです。

岡村さんは、とてもまじめで、責任を感じやすく、自分の部署で失敗があればいつも自分を責めるというタイプの人です。うつ病になりやすい性格の典型例と言ってもいいかもしれません。しかし、精神科医から下された診断はうつ病ではなく、適応障害でした。適応障害とは、特定の状況や環境によるストレスに耐えられなくなり、気分が落ち込んだり、眠れなくなったりする精神疾患です。

岡村さんの場合、気分の落ち込みの理由がはっきりしているので妥当な診断かもしれませんが、本当のうつ病（内因性うつ病）は、もともとうつ病になりやすい性格の人が大きなストレスを受けたのをきっかけに発症することがあると言われています。当然ながら、門外漢の私にうつ病の診断はできませんが、個人的な印象としては、岡村さんはそのケースに当てはまるような気がしました。

診断名は何であれ、とにかく岡村さんの気分の落ち込みは病的に激しく、私が面談した時も、さすがにこの人はちゃんと休ませてあげたほうがいいと思ったほどです。

抗うつ薬は、適応障害でも処方されることがあります。そのため、岡村さんも抗うつ薬を飲み始めたのですが、これといった副作用に悩まされることもなく、次の面談の時には、顔つきが明らかに変わって、すっきりとしていました。

その後、岡村さんは、主治医と相談の上、抗うつ薬の服用を止め、現在も元気に仕事をしています。

やみくもな長期投薬治療は薬を使ったロボトミー

私が面談してきた社員のなかで、投薬治療が有効だったと思える人は、先の岡村さんを含めほんの数例しかありませんが、彼らに共通しているのは、とても生真面目で、責任感が強く、自分を責める傾向があり、後ろ向きになりがちな性格だったということです。

そして、そういう人は大きなストレスがきっかけで気分が落ち込むと、多少いいことがあったとしても、そのまま落ち込み続けます。あるいは、落ち込みの原因がなくなった後もまだ落ち込み続けます。休日だけ元気になったり、趣味には意欲的に取り組めたり、心の病気であることを自分から周囲にアピールしたりした人はひとりもいません。

しかし、私の見た限り、メンタルに問題を抱えた社員のなかでも、岡村さんのようなタイプの人は少数派です。最近メンタル休職者で増えているのは、まさに休日だけ元気になったり、趣味には意欲的に取り組めたり、心の病気であることを自分から周囲にアピールしたりするタイプの人達なのです。

そして、そういう人達に限って、精神科で難治性のうつ病などと診断されて、長期間にわたる投薬治療が続けられることになります。

確かに彼らも岡村さんと同じように職場で悩みを抱えて落ち込んでいますが、職場の外にいる時や楽しいことがあれば元気になるというのは、病気ではありません。単に「人生の悩みによる落ち込み」で一時的に気分が下がっているだけです。

もちろん、その悩みが彼らにとって本当に辛くて苦しいものであることは十分に理解できますが、かといって薬でその悩みが解決するわけではありません。

長い間、抗うつ薬を飲み続けている彼らの様子を見ていると、薬漬けで頭がぼんやりして感覚が鈍り、感情の起伏も乏しくなっているような印象を受けます。また、明らかに人格が変わったと思える人もいます。

確かに気分の落ち込みが見られなくなった人もいますが、それは症状が改善したというより、単に頭がぼんやりして、以前の悩み自体がどうでもよくなっているだけ、といった雰囲気です。

岡村さんの場合だと、私以外の人が見ても明らかに症状が改善した印象を受けると思いますが、彼らの場合はそうではありません。彼らのあの様子を見せられて、精神科医に「投薬治療の効果で症状が改善しています」と言われたところで、本人の家族や友人は、おそらく誰も納得しないと思われます。あえて乱暴な言い方をするなら、悪名高い「ロボトミー」を薬でやっているようなものです。

ロボトミーとは、脳の前頭葉白質を切り離して神経回路を切断する手術で、20世紀半ばに、うつ病や統合失調症など重篤な精神疾患に対する外科的治療法として流行しました。早い話が、脳を直接いじって精神疾患を根本から治療しようとしたわけです。

ロボトミーを受けた患者の多くは、確かに緊張や興奮などの症状が軽減しましたが、一方で術後に無気力になったり、意欲や集中力が低下したり、感情が薄れたりするなど、廃人同然の後遺症が問題視されるようになりました。そのため、1950年代半ば頃から精神疾患の投薬治療が主流になってくると、やがてロボトミーは行われなくなり、今日では精神医学の「負の歴史」としてその名が記憶されています。

抗うつ薬をむやみに長期間投与し続ける今日のうつ病治療のあり方も、もしかすると、このロボトミーのように、後世に精神医学の「負の歴史」として記憶されることになるかもしれません。

もはや製薬会社もモノアミン仮説やＤＳＭを信用していない

ＤＳＭ診断に基づくうつ病の投薬治療で、抗うつ薬が有効に作用するケースは、精神科医や製薬会社が喧伝するほど多くはありません。製薬会社は、相変わらず抗うつ薬の有効性をアピールし続けていますが、実は２０１０年頃から、ＧＳＫ社など海外の大手企業を中心に、モノアミン仮説に基づく抗うつ薬の開発研究から手をひいています。

第２章でも触れましたが、そもそも抗うつ薬は、偶然発見されたものです。１９５０年代に統合失調症の薬として開発されたイミプラミンをうつ病患者に試験的に投与したところ、症状の改善が見られたことから、抗うつ薬として製造販売されるようになりました。なお、イミプラミンは今日においても三環系抗うつ薬として処方されています（商品名トフラニール、イミドール）。

ＳＳＲＩやＳＮＲＩ、ＮａＳＳＡなども、このイミプラミンをはじめとする三環系抗うつ薬の改良版であり、モノアミン仮説に基づいて設計された薬です。

これらの抗うつ薬は商業的に大成功をおさめましたが、それがなぜうつ病に効くのか（あるいはなぜ効かないケースがあるのか）は。いまだ不明のままです。うつ病の根本理論のように扱われているモノアミン仮説でも、実際にはその仕組みを正確に説明することはできません。

つまり、抗うつ薬が発見されてから今日にいたるまで、うつ病の実体はまったくと言っていいほど解明されていないのです。

製薬会社は、これまでモノアミン仮説やＤＳＭ分類に基づくうつ病の概念をもとに、何十年もの年月と何十億ドルもの巨額の費用を抗うつ薬の研究開発に投じてきました。しかし、結局うつ病の実体がわからないので、偶然発見されたイミプラミンを越えるような、画期的な新薬をいまだつくれていません。そのため、採算の合わない抗うつ薬の研究開発から手をひき、既存の薬だけを必死で売り込む方針に切り替えたというわけです。

これはもはや、モノアミン仮説とＤＳＭを建前に薬を売っている製薬会社が、本音では、それらをまったく信用していないと宣言しているようなものではないでしょうか……。

うつ病に本当に効く薬が発見された？

うつ病の投薬治療の話題はどうしてもネガティブな内容になりがちなので、この章の最後にポジティブな話題をひとつ紹介したいと思います。

抗うつ薬は、イミプラミン以降、既存の薬の改良に頼って、新しい薬がつくられてきました。「画期的な新薬」と喧伝されて商業的に大成功をおさめたＳＳＲＩも、その例外ではありません。

しかし、近年、既存のものとは異なる、まったく新しいタイプの抗うつ薬が見つかり、期待の新薬として注目を集めています。

それがケタミンです。

ケタミンはもともと麻酔薬として使われてきた薬で、世界保健機関（ＷＨＯ）の必須医薬品リストにも載っています。一方で「スペシャルＫ」の通称でパーティ・ドラッグとしても乱用されてきた過去があるため、現在日本では麻薬に指定され、使用が制限されています。

ケタミンの抗うつ作用は、イミプラミンの時と同様に偶然発見され、その後の研究により、うつ病の治療に優れた効果を発揮することが判明しました。

たとえば、アメリカ国立精神衛生研究所（ＮＩＭＨ）が２００６年に報告した臨床試験結果によると、従来の治療では効果がみられないうつ病患者を対象にケタミンを投与したところ、１１０分以内に症状の改善が見られ、その効果が１週間続いたそうです。

また、アメリカで２０１３年に報告された臨床試験結果では、３種類以上の抗うつ薬を使っても効果が得られなかった患者の64％で、ケタミンの投与後24時間以内に症状の軽減が見られたそうです。

従来の抗うつ薬は、効果が出るまで数週間かかっていたので、ケタミンの抗うつ作用もさることながら、その即効性にも注目が集まっています。

ケタミンの即効性に関して、特に期待されているのが、患者の自殺防止効果です。

ケタミンを投与すれば、臨床的なうつ症状の有無に関わらず、患者の自殺願望を抑えることができたとする報告もあります。

そのメカニズムに関してはまだ研究段階ですが、神経学者レベッカ・ブラックマンがＴＥＤカンファレンス（幅広い分野の専門家を招いて開催される、世界規模の講演会）で語ったところによると、ケタミンには、ストレス耐性を高める（ストレスに強くなる）効果があるとのことです。それが事実ならば、ストレスがきっかけのうつ病の発症に関しては、ケタミンによって予防できる可能性があることになります。

また、レベッカはそのプレゼンにおいて、今日のうつ病がかつての結核と同じで、治療の選択肢が緩和ケアしかない（既存の抗うつ薬では症状を抑えるくらいしかできない）事実を指摘しています。

レベッカの言う通り、既存の抗うつ薬は、うつ病を根本から治す薬ではなく、あくまでも症状を抑える薬に過ぎません。すなわち、感染症に対して、抗生物質ではなく、鎮痛剤を使って苦しみをごまかしているようなものです。

うつ病と結核のたとえを借りて言うなら、現在のうつ病の投薬治療は、サナトリウム（療養所）で日光浴をしているのとほとんど変わらないのです。いえ、既存の抗うつ薬につらい副作用があることを考えれば、日光浴のほうがまだマシだとも言えます。

ところで、先に述べた通り、製薬会社は、モノアミン仮説に基づく抗うつ薬の研究開発からは撤退しましたが、今度はこのケタミンを製剤化することに商機を見いだしています。

ケタミン自体の特許が切れているので、本来ならば比較的費用をかけずに抗うつ薬に転用できるはずですが、正直なところ、それではあまり儲かりません。

そのため現状は、製薬会社各社が、うつ病の治療薬として新たに特許を取得できるケタミン製剤を独自に開発しようとしのぎを削っているところです。

ちなみに、イギリスでは、すでにケタミンを重症うつ病患者に投与することが認められています。

日本では現在治験中であり、アメリカではうつ病患者に適応外使用する医師が増えているそうです。ＳＳＲＩやＳＮＲＩなど、現在一般的に使われている抗うつ薬は、モノアミン仮説に基づいて設計されているため、脳内のセロトニン神経系やノルアドレナリン神経系に作用します。一方、ケタミンが作用するのは、脳内で学習や記憶に関わる「ＮＭＤＡ受容体」と呼ばれるものです。

しかし、なぜそれがうつ病の症状改善につながるのかは、まだ解明されていません。ただ明らかなのは、セロトニン仮説だけに基づいてうつ病を考える時代はもう終わったということです。

ケタミンには、まだまだ精神疾患の治療における十分なデータがそろっていないなどの課題もありますが、その抗うつ効果はもちろんのこと、うつ病研究を前進させる新薬としても期待したいところです。

第5章

うつ病のパラダイムがおかしい

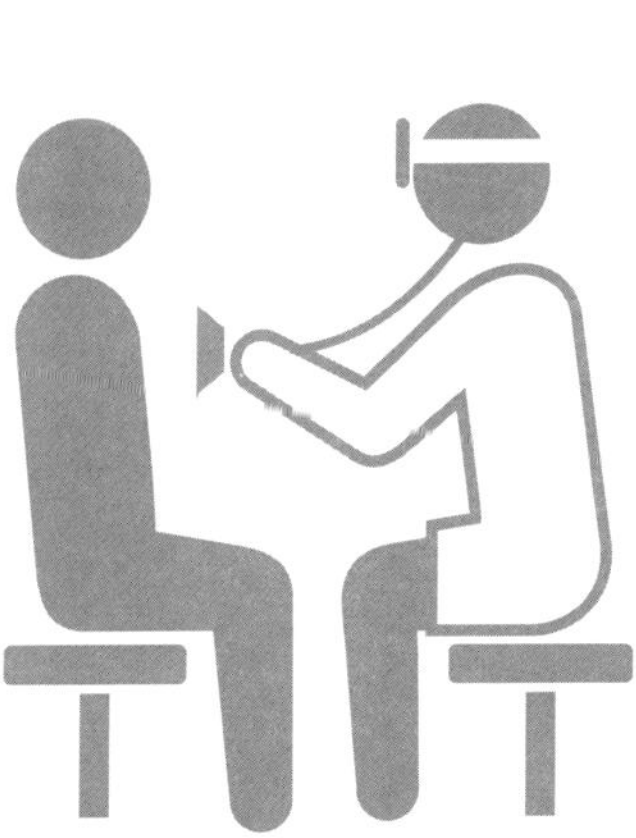

知らないうちに頭に刷り込まれている、うつ病のパラダイム

これまで何度か言ってきたことですが、今日のうつ病をめぐるさまざまな問題は、現在のうつ病のパラダイムがおかしいことによって引き起こされています。

パラダイムとはすなわち、世界の精神医学界で共有している、DSMとモノアミン仮説に基づくうつ病の概念。そして、それをベースにつくられた（アメリカの精神医学界の権威と海外の大手製薬会社が中心となってつくった）、社会全体で共有している「うつ病とはこういうものだ」というイメージのことです。

それはおそらく、今、本書を手に取っているみなさんの頭の中にも知らず知らずのうちに刷り込まれていることでしょう。

もしみなさんの家族や友人のなかに、肉親を失ったり、失業したり、失恋したりして、ものすごく気分が落ち込み続けている人がいたら、みなさんはどう思うでしょうか。

その落ち込みが1週間くらいの期間なら、そっとしておいてあげるかもしれません。また、DSMが定める2週間くらいの期間でも、一般的な感覚なら、それくらい落ち込んで

いても仕方がないと考えるでしょう。

しかし、1ヶ月以上、2ヶ月以上、あるいは半年くらい元気のない状態が続いていたらどうでしょうか。

さすがにみなさんも「もしかすると、あの人はうつ病になったのでは……」と考えるのではないかと思われます。あるいは、「そこまで元気がないのは心の病気かもしれないから、ちょっと精神科（もしくは心療内科）に行って、相談してきたら」と「親切なアドバイス」をするかもしれません。

それが現在のうつ病のパラダイムです。

また、それは、かつて「うつは心の風邪」キャンペーンで「『うつ』は1ヶ月、つらかったらお医者さんへ」、「それ以上は我慢しないでください」というCMを流し、日本人を「啓蒙」した製薬会社のマーケティング戦略の成果とも言えます。もちろん、そのCM自体はもうテレビで見かけることはありませんが、「ずっと元気のない人＝うつ病」のイメージは確実に日本人に浸透しています。

20年ほど前までは名前すらあまり知られていない珍しい病気だったうつ病が、今日では説明不要の病名になっているのです。日常会話でうつ病という言葉が出てきても、「うつ病って何？」と会話が止まることはまずありません。

精神科の受診が終わらない投薬治療への第一歩

では、その「親切なアドバイス」を受けて、精神科を受診した人はどうなるでしょうか。

ここまで本書をお読みになったみなさんなら、ここから先は容易に想像できるはずです。

その「落ち込んでいる人」は「世界標準の診断基準」ＤＳＭによってうつ病（あるいはその他の精神疾患）と診断され、「副作用が少なくて安心・安全な」抗うつ薬（ＳＳＲＩやＳＮＲＩ）を処方されることになります。こうして新たにまたひとり「うつ病患者」が世に生み出されます。

では、果たしてその「うつ病患者」は抗うつ薬によって元気を取り戻せるでしょうか。

もし、そのうつ病患者の落ち込みが、大きなストレスを受けたことをきっかけ（原因ではありません）に発症した「本当のうつ病（内因性うつ病）」によるものならば、抗うつ薬で改善する可能性があります。

一方、その落ち込みが病気に由来するものではなく、単なる「人生の悩みによる落ち込み」ならば、抗うつ薬では治すことができません。言い方を変えると、その人が診断されたうつ病が、「ＤＳＭによって拡大解釈されたうつ病」なら、投薬治療の効果はほとんど期待できないということです

しかし、投薬治療で改善が見られなくても、抗うつ薬は処方され続けます。終わりは決まっていません。10年以上投薬治療が続けられる場合もあれば、一生続けられることもあります。

落ち込みのきっかけとなった出来事から時間が経てば、症状が改善することもあるでしょう。それが抗うつ薬の効果によるものか、時間が悲しみを癒してくれたのか、本当のところは誰にもわかりません。ただ、主治医の精神科医はきっとこう判断するはずです。

「薬が効いているみたいですね。この調子で根気よく投薬治療を続けていきましょう」

あるいは、抗うつ薬を飲めば、高い確率で発生する副作用に悩まされる可能性があります。体調を崩して、さらに気分が落ち込むかもしれません。それを主治医に相談すると、きっとこのような返事が返ってくると思われます。

「薬の効きが悪いのかもしれませんね。抗うつ薬は必要十分量を飲まなければ効果が得られません。必要十分量には個人差がありますが、それは我々専門家がしっかりと見極めて

判断します。とりあえず薬を増やしてみましょう。それでも効果が出ないなら種類を増やしてみましょう。今は昔とちがって安全な抗うつ薬がたくさんあるので安心してください」

医者から新しい薬を試してみましょうと言われて、「ノー」といえる患者はまずいません。

こうして飲む薬は増え続け、「終わらない投薬が始まる」のです。

うつ病治療にアクセルはあるがブレーキはない

第1〜4章の内容をおさらいする話になりましたが、これがけっして大げさではないことは、ここまで読んでくださったみなさんにはおわかりいただけるかと思います。

この現在のうつ病のパラダイムの何が「恐い」のかと言うと、うつ病の治療にアクセルはあるけれどブレーキがどこにもないことです。

薬を始めるマニュアルはあるけれど、薬を止めるマニュアルはありません。

人生の悩みも病気として扱って、薬などで本当に治せるなら、私も何も言うことはありません。しかし、少なくとも私の知っている範囲では、誰ひとり治っていません。メインストリームの精神科医の先生方は「メンタルが落ち込んでいればいつでも気軽に精神科に来てくださいｏ ちゃんとケアしますよ」と世間にアピールしていますが、どこまで本当にケアできているのでしょうか。産業医として私が面談している、メンタルに問題を抱えた社員達は、治る見込みすら教えてもらえていません。

人生の悩みまで病気にして、薬で治そうとして結局治せないというのは、いろいろな面でひじょうに無駄なことではないでしょうか。

国の社会保障費（国民の税金）も無駄になりますし、企業の福利厚生費や、家計の治療費も無駄になります。何より、企業や社会に貢献できる人材を、薬漬けにして、働けなくしてしまっているのです。また、熱心な精神科医の先生なら、自分の患者がなかなか良くならなければ、自責の念にも駆られることでしょう。

何度でも繰り返しますが、ＤＳＭとモノアミン仮説を2つの柱とする現在のうつ病のパラダイムの下では、誠実に診察すればするほど、うつ病患者は増え続け、熱心に治療すればするほど、患者が薬漬けになっていきます。パラダイムを変えない限り、この負の連鎖にブレーキをかけることはできないのです。

事例⑦　精神医学界の権威を問い詰めてみたが……

あまり気は進まないのですが、私が面談している社員のひとりで、人格が変わるほど薬漬けにされた人の事例を紹介したいと思います。

その人は、杉浦さん（仮名）という男性で、歳はまだ20代後半という若さです。職種・業種は伏せさせていただきます。

杉浦さんは、5年ほど前、気分が落ち込んだので精神科を受診したところ、例によってすぐにうつ病と診断されました。きっかけは、職場の人間関係の悩みだったそうです。

最初に受診した病院は職場から3県離れた実家の近所のクリニックだったので、その後、杉浦さんは、職場に近い大きな病院の精神科にかかるようになりました。私と出会った頃には、すでにその大きな病院で1年ほど投薬治療をしていたと言います。

当時から現在にいたるまで、その大きな病院で杉浦さんを診ているのは、かなり有名な精神科医の先生です。今日の日本の精神医学界ではかなり偉い先生なので、おそらく精神科医なら、ほとんどの人がその名を知っているのではないでしょうか。

杉浦さんはその偉い先生のもとで現在も投薬治療を続けていますが、最近は出会った頃とはまるで別人になりました。頭がボーッとした様子で、目がすわり、会話をしていてもすぐに言葉につまるといった感じです。本人は「最近さらに頭の回転が悪くなっているような気がする」と私に言っていました。昨年2017年の秋頃の話です。

しかし、そんな状態にある杉浦さんに対し、その有名精神科医は、なんと薬を追加したのです。

これはさすがに目に余るということで、私はその精神科医の考えを書面で問いただすことにしました。ちょっと長いですが、引用します。

「先生にお世話になっている杉浦さんは現在、エビリファイ（統合失調症でよく処方される抗精神病薬。一般名アリピプラゾール）、サインバルタ（SNRI。一般名デュロキセチン）、ドラール（睡眠薬。一般名クアゼパム）の3種類の薬を処方していただいております。今回、頭の回転が悪いことが不安だと先生に訴えたところ、先生からドグマチール（一般名スルピリド）の処方を追加で受けたとのことです。能書には、エビリファイの副作用として不眠・傾眠・不安感・目まい・吐き気と書かれています。また、サインバルタの副作用として、不安・興奮・倦怠感・食欲不振があると書かれています。さらにドラールの副作用として眠気・頭が重い感じ・頭痛などと書かれています。この3種を一度に長期にわたって内服し続けていますので、本人が頭の回転が悪いと感じたり、不安に思ったりするのは当然ではないでしょうか。このような副作用のある薬を減薬することこそ本人のためになると思われますが、いかがでしょうか。抗うつ薬を飲み始めてからボーッとした様子が続き、むしろ見かけは活動性が低下したかのように見受けられます。また、頭の回転も鈍くなったと訴えます。これは普通に考えれば薬の副作用であると考えられます。漫然と処方を続けるのは本末転倒ではないかと考える次第です。現状、落ち込みや自殺念慮といった様子も見受けられず、薬を続けなければならない理由は必ずしも明確ではないと思われます。セロトニン濃度維持のために抗うつ薬を飲み続けなければならないという先生もいらっしゃいますが、そもそも脳のセロトニン濃度を測定した先生はいないわけです。セロトニン濃度の正常値が決まっているわけでもありませんし、脳の様子をモニタリングできるわけでもありません。ヨーロッパやインドではセロトニン濃度を下げる効果のある抗うつ薬（ＳＳＲＥ。第2章で紹介したスタブロン）もあるとのことです。それを踏まえると、セロトニン濃度維持のために薬を続けるという考えは、あまり説得力のあるものではないような気がします。以上、ご本人のためには、できるだけ薬を減らす方向で処方内容を考えいただければと思います。よろしくお願い致します」

ようするに、本書で訴えているような内容、私が常日頃抱いている疑問を、そのまま精神医学界の偉い先生にぶつけてみたというわけです。果たしてどういう反論が返って来るのかと楽しみにしていましたが、1週間たっても、2週間たっても返事はありません。ようやく返事が来たのは1ヶ月くらい経った頃です。その内容は次のようなものでした。

「貴重なご意見を賜りまして誠にありがとうございます。気分や意欲を司る脳内物質としてセロトニン、ノルアドレナリン、ドーパミンがあります。これらのシステムの機能失調でうつ状態が誘発されると考えられております。サインバルタは、セロトニンとノルアドレナリン系にバランス良く作用する、きわめて有効かつ穏やかな薬です。一方で最近追加したドグマチールはドーパミン系に作用しますので、サインバルタと相補的な働きが期待されます。元来副作用の少ない薬ですが、それを最小限にするために少量の追加と致しました。エビリファイは6㎎の少量であり、この量でこれらのシステムの機能を増強することが知られております。さらに、少量であることから副作用は発現しにくくなっておりま す。これらの薬剤の行動上の影響としてまず考えられるのは、躁状態（気分が上がってい る状態）へと向かうものであります。たとえば行動過多や観念奔逸《ほんいつ》（関連性のない考えが 次から次へと浮かんでくること）が挙げられます。したがって先生が感じられるような杉 浦様の鈍重さについては、これらの薬の影響は小さいと考えます。逆に有効な抗うつ薬と して働いていると考えます。投与期間については、これらの薬剤は週や月の単位で作用す るものでありますし、気分障害の病態の性質、月単位や季節単位で症状が変質するのと合 わせて、長期的に服用せざるをえないのが現実です。一方で杉浦様の鈍重さはドラール錠 が関与している可能性があります。この薬は私の前に杉浦様を診察していた前医によって 投与が開始されたものであります。先生のご指摘の通りこれらのベンゾジアゼピン系の薬 を減薬していきたいと思います。また、杉浦様の病状に合わせて上記の抗うつ薬を減薬し てこうと考えております。今後も杉浦様の職場での病状についてご意見を賜りますと幸い です」

この通り、モノアミン仮説を絶対の真理として扱っています。そして、自分で診たわけではなく、前の医者からの引き継ぎであるのに、DSMに基づいて下されたうつ病の診断をまったく疑っていません。このようにモノアミン仮説とDSMを絶対視する前提で物事を言われると、医師同士のまともな会話ができなくなってしまいます。

前医が薬を処方していれば、副作用があるとわかっていても投薬を続ける。薬を減らすとは言うものの、なかなか減らせない——この日本の精神医学界の権威からの返事は、まさに日本の精神科の現状を象徴しているように思えます。薬に関する説明も製薬会社のプロパガンダをそのままこちらに伝えているだけです。反対に、こちらのスタブロン（SSRE）の質問に関しては、まったく無視されています。偉い先生でもこの調子なのです。

しかし、この先生自身が悪いわけではありません。これが現在のうつ病のパラダイムに基づく優等生的な答えなのです。現在のパラダイムでは、この先生は、熱心で患者思いの良医であり、知識・経験ともに豊富な名医ということになります。

日本の精神科医学界はタコツボ化している

精神医学界の権威との直接的なやり取りを通じて、私は政治学者・丸山眞男が著書『日本の思想』で語っていたタコツボ文化の話を思い出しました。

学問とは本来、まず哲学や歴史学など大きな知的バックグラウンドがあり、その背景を基礎にして、さまざまなジャンルが成り立っているべきものです。

たとえば西洋の学問の世界には、西洋の哲学や歴史、キリスト教、ギリシャ・ローマ神話といった大きな知的バックグラウンド（共通言語のように使われる基礎教養）がありま す。それがあるからこそ、ちがうジャンルの学者でも、理系・文系関係なく、お互い深く交流できるのです。

しかし、日本の学問の世界にはそれがありません。専門性に閉じこもったら、お互い交流をもたないのです。

自分の専門の中だけでしか話をすることができず、他の分野の専門家とコミュニケーションがとれない。完全にタコツボ化している――丸山眞男はそう指摘しました。

私は、そんなタコツボ化が精神科の世界でも起こっていると思っています。

心の病気というものは、日本の文化や世間一般の常識などの大きなバックグラウンドに立って検討すべきなのに、それをすることなく完全に専門バカになってしまっています。

社会常識や基礎教養が前提にあっての専門性ならまだしも、それらからかけ離れた専門性を発揮しているのです。

もっとも、タコツボ化は、精神医学だけではなく、医学全般にも言えることですが、精神科の世界では特にその傾向が顕著であるように思えます。

うつ病のオピニオンリーダーに質問してみたが……

精神医学界の偉い先生と話が通じなかったのは、杉浦さんの一件だけではありません。次に紹介するのは、別の偉い先生とのエピソードです。

以前、日本うつ病学会が主催する産業医向けの講演会に出席したことがありました。いわゆるうつ病のオピニオンリーダーと呼ばれる先生方が何人か登場して、そこで講演をします。

そのひとりに、リワーク（復職）プログラムでたくさんの実績をあげているという精神科医の先生がいました。その先生が行っていたリワークプログラムは、うつ病の患者数人をオフィスに見立てた空間に集め、グループで仕事のシミュレーションをして復職のトレーニングをするというものです。その先生は、これまでリワークプログラムで何人ものうつ病患者を復職に導いたと言います。そこで、質疑応答の際に私はこう質問をしました。

「先生の取り組み自体は素晴らしいことだと思います。しかし、うつ病治療の現状は診断が一番の問題ではないでしょうか。ＤＳＭに基づいて診断する場合、職場の人間関係に悩んだり、仕事で大きな失敗をしたりして、今にも死んでしまいたいと激しく落ち込んでいる状態と、本当の心の病気をどうやって区別しているのでしょうか。専門的な立場からお答えいただきたい」

この種の講演会の質疑応答は馴れ合いの空気のなかで行われることが多いので、場の空気は凍りつきましたが、それでも私はうつ病のオピニオンリーダーと呼ばれている人達が現状をどう認識しているのか、本音の部分を知りたかったのです。

しかし、その先生は「診断の問題はともかく、私は実際にリワークプログラムの集団療法でこれだけ実績をあげています」といった内容しか答えてくれませんでした。こちらは診断について聞いているのに「診断の問題はともかく」では答えになっていません。

診断の段階で人生の悩みと病気を区別できていないなら、極端な話、その先生がやっていることは、ちょっと上司に叱られて落ち込んでいるだけの人達を元気づけて、復職させているだけの可能性もあります。つまり、そもそも「病気」の治療をしているのかどうかもわからないということです。

「better than well」

今日のうつ病に関連する問題が複雑化している原因は、患者側にもあります。と言うのも、患者が精神医学に過剰な期待を寄せてしまっているからです。

アメリカではその傾向が顕著で、もはや普通の健康では満足できず、普通以上の健康が良い（better than well）という考えが広まっています。それは、満足できないことは薬で解決しようという発想につながり、抗うつ薬を服用する心理的なハードルを下げることにもなりました。

日本はアメリカほど極端ではないものの、やはり病院に行った以上は薬のひとつでも処方してもらわなければ診てもらった気にならないという人が一定数います。そして、それが抗うつ薬の過剰処方の一因でもあります。

現代の医学は進んでいるのだから、この不快な気分をどうにかしてほしい――そんな人々の要求に対し、精神医学界が「我々ならそれを解決できますよ」と応える形で、次々と新しい病気が生み出されている（ＤＳＭに加えられていく）のが今日の精神医療です。

構造的に、精神科医側と患者側の双方から、病気を生み出す力が働いているのです。

その結果、現在のDSM‐5の下では、大食い（むちゃ食い障害）、内気な性格（社交不安障害）、子供の癇癪《かんしゃく》（重篤気分調節症）、老人の物忘れ（軽度認知障害）、さらには痴漢行為（窃触《せっしょく》障害）までもが病気と診断されかねない事態になっています（カッコ内がそれぞれ診断されかねない病名です）。

しかし、さまざまな人生の悩みにもっともらしい病名をつけたところで、それらを治すことができる薬はありません。病名をつけることで、あたかも治す方法があるかのように装っているだけです。

もちろん、他科の病気でも、病名があっても治らない病気はたくさん存在します。しかし、病気の実態が検査等を通じて客観的に証明できるという点が精神科の病気との大きな違いなのです。

精神医学はまだまだ発展途上

人間の性格の型や考えの傾向は、人それぞれです。ごくありふれた性格や考えの人もいれば、かなり変わった性格や考え方の人もいます。

現象として人間の精神にそうした型や傾向はあるとしても、果たして「変わっている」からといって、それを病気（異常）としていいものでしょうか。

DSM‐5がやっていることは、まさにそういうことです。

大食いや痴漢を精神疾患と仮定して研究するのはいいとしても、現状はまだ「異常なほど大食いの人がいる」、「特殊な性癖のひとがいる」と、現象を追いかけているだけであって、それを「病気」として治療するレベルにはいたっていません。つまり、まだ実験段階であって、実用段階ではないということです。

にもかかわらず、それらの病気を効果があるかどうかわからない薬で治そうとするのは、実験段階の自動運転機能を公道で試しているようなものだと言えます。事故や不測の事態が生じるのは、ある意味、当然でしょう。

病態がいまだ解明されておらず、治療法成績がけっして良いとは言えないうつ病に関しても、それらの「病気」と事情はそれほど大きく変わらないと思われます。

実のところ、精神医学という分野そのものがまだまだ発展途上なのです。

病気でないなら医者は必要なし

精神疾患というデリケートな話題だけに、本書でこれまで私の述べてきた内容がいろいろと誤解を招きかねないことは重々承知しています。

しかし、特にこれだけは絶対に誤解してほしくないのですが、私は「単なる〝人生の悩み〟だから、精神科医に診てもらうほど辛いものではないだろう」と主張しているわけではありません。

人生の悩みによる落ち込みが、時にそれこそ死にたくなるほど辛いものであることはよくわかっているつもりです。また、私自身もそのような落ち込みを何度か経験したことがあります。

私がこれまで繰り返し訴えてきたのは、もしあなたの身に何かつらいことがあり、「精神科医ならこの苦しみを何とかしてくれるんじゃないか」と期待して精神科を受診しても、ほとんどの場合、精神科医にはその苦しみを治すことができないということです。それは、処方される抗うつ薬を飲んでも同じことです。

人生の悩みで精神科を受診するのは、問題を解決する方法と、頼る相手を間違えています。たとえば仕事の悩みで落ち込んでいるなら、職場の同僚や上司、人事部など問題解決に直結する人間を頼るべきです。

基本的に、仕事の悩みは仕事でしか解決できません。その過程で何か気晴らしをしてストレスを発散するのもいいでしょう。しかし、最終的には悩みの原因としっかりと向き合わなければ、根本的な問題は解決しないと言えます。

かといって、無理に自分を奮い立たせて困難に立ち向かう必要もありません。たとえば転職で職場の悩みが解消するなら、それも選択肢のひとつでしょう。あるいは、何もしなくても、時間が解決してくれることもあります。

ようするに、今自分が何に悩んで落ち込んでいるのかをはっきりと自覚すれば、それだけでも十分に悩みと向き合っていると言えます。すでに悩みを克服する準備ができています。あとはそれを解決する方法や頼るべき人を探すだけです。そこに「病気」が関係していなければ、「医者」と「薬」は必要ありません。

仕事以外の悩みでも同様です。

頼るべき人は時に家族であったり、友人であったり、恋人であったり、先生であったりと状況によってさまざまでしょうが、大抵の場合、それは精神科医ではありません。精神科医を頼るとすれば、悩みが解決・解消したにもかかわらず、ずっと落ち込みが続いていたり、これといった悩みの原因がないのに日常生活に支障をきたすほど落ち込んでいたりするような時くらいです。

明確な悩みがあるうちは、精神科医に頼る必要はありません。

メンタルヘルス対策がモラルハザードを招いている

今日ではさまざまな場面でメンタルヘルス対策の重要性が訴えられています。しかし、今日のうつ病のパラダイムのもとでメンタルヘルス対策に力を入れても、ろくな結果にはなりません。

今やメンタルヘルス対策は、大きな利権と化しています。それを推進するアクセルは踏まれているものの、またもやブレーキがないのです。

メンタルヘルス対策は、国の関係役所からすると予算の取れるドル箱であり、精神医学界にとっては患者を呼び込む合言葉です。

また、製薬会社にとっては莫大な利益をもたらす打ち出の小槌であり、一般企業にとっては、労働環境の問題を個人のメンタルの問題にすり替える言い訳になっています。

さらには、一部のメンタル休職者もこのメンタルヘルス対策の流れに乗っかって利益を得ています(彼らは完全に働く気を無くしているので、本当の意味で会社とその人自身の利益にはなっていないのですが)。

このような状況では、たとえメンタルヘルス対策が間違った方向に進んでいても、誰もそれにブレーキをかけることができません。

それどころか、現在のうつ病のパラダイムが頭に染みついているので、間違った方向に進んでいることすら気づいていないのです。

ようするに、誰もが現状の流れに身を任せている状態です。そこが一番の問題だと私は考えています。結果として起こっているのは、第1章で紹介したようなモラルハザードなのですから……。

産業医がメンタル休職を増やしている

先ほどは、仕事の悩みで落ち込んでいるなら、職場の同僚や上司、人事部など問題解決に直結する人間を頼るべきだと言いました。

本来なら、その頼るべき人間のリストに、悩める社員と上司・人事部との仲介役となる産業医を加えたいところなのですが、現状では難しいと言わざるを得ません。と言うのも、現状では産業医が精神科への紹介窓口になってしまっているケースが多いからです。

なかには自分で責任を負いたくないので精神科に丸投げしている産業医もいれば、たとえば精神科医主催の勉強会等でメンタルヘルスを学び、心の問題は専門家に任せるべきだと考えるようになった産業医もいることでしょう。

モチベーションはさまざまですが、悩める社員をすぐに精神科に紹介するという点では共通しています。今日の精神医学の実情を知らなければ、そうなるのも仕方ありません。

本来ならば、産業医との面談の段階で解決できた社員の悩みが、あっさりと精神科医にパスされて、その悩みにさまざまな病名がつけられているというのが、企業レベルでのメンタルヘルス対策の現状です。

この流れで精神科に通うようになった社員は、今度から人生でちょっとした壁にぶつかっても、病気のせいだと思い込んですぐに仕事を休むようになります。これでは、本人のためになりません。今日、メンタル休職が増えている原因の一端は、我々産業医にもあるのです。

事例⑧　ただのしゃっくりが精神疾患!?

この章の最後に、自戒の念を込めて、私自身も反省すべき事例を紹介したいと思います。

コンサルティング会社に勤める倉本さん（仮名）、40代男性のエピソードです。

倉本さんは産業医面談の際、「最近吐き気に悩まされているんです」と私に訴えてきました。吐き気ならば内科の疾患が原因の可能性もあるので、私は倉本さんに内科を受診するよう勧めました。しかし、大学病院の内科で検査をしてもらっても、倉本さんに特に異常は認められなかったそうです。

最近のトレンドとして、内科の疾患が見つからない場合、精神疾患の可能性を考える内科医が多くなっています。これも製薬会社と精神医学界による「啓蒙活動」の成果だと言えますが、とにかく倉本さんは内科から精神科に移ることになりました。

倉本さんの場合、まったく落ち込んでいる様子もなく、吐き気を訴えていただけなので、さすがに精神科医も彼をうつ病とは診断しませんでした。しかし、その代わりに適応障害だと診断したのです。すなわち、「会社の環境がストレスになっていて、吐き気という身体症状が現われているのでしょう」と。結局、抗うつ薬その他もろもろの薬を処方されることになりました。

その後、倉本さんは、1ヶ月、2ヶ月と薬を飲み続けましたが、以前からの吐き気は一向に治まりません。仕事をしていても、急にその症状が出てきます。

精神科医は会社の環境に原因があると言いましたが、倉本さんにはまったく思い当たるふしがありません。仕事の内容に不満もなく、同僚や上司との人間関係も良好です。自分が心の病気だという自覚も、気分の落ち込みもまったくありません。倉本さんはそのことを精神科医に相談しましたが、こう返されたそうです。

「それはあなたが気付いていないだけで、きっと無意識のうちにストレスをため込んでいるのです。精神疾患のなかには、本人の自覚よりも先に内科的な症状が出るものもあります。世の中には仮面うつ病という病気もあるくらいです」

倉本さんから面談でその話を聞いて、私は明らかにおかしいと思いました。

そこで、倉本さんの症状をよくよく聞いてみると、どうやら胸がムカムカするというよりもオエッとえずく感じであることがわかりました。

その正体はなんと、ただのしゃっくりだったのです。

私も「吐き気」という言葉の響きに引きずられ、しゃっくりの可能性を見落としてしまっていました。最初からもっと倉本さんの症状を聞いておけばよかったと今も反省していま す。ついでに言うなら、最初に倉本さんを診た大学病院の内科医も反省すべきです。トレンドに流されて、内科で解決できる問題をわざわざ精神科に回したのですから……。

さて、倉本さんを悩ませていた症状の正体がしゃっくりだと判明したところで、私は、精神科医からしゃっくりの薬をもらうよう、倉本さんに助言しました。

しゃっくりなら、治す薬があります。とは言え、いきなり患者からしゃっくりの薬を欲しがられても主治医が混乱するだろうと思い、私の所見を手紙に書いて倉本さんの主治医の精神科医にも送りました。

しかし、倉本さんは、主治医からしゃっくりの薬を処方してもらえず、「これは専門家じゃなきゃわからない病気なんだ」という態度で私の提案も却下されたそうです。本心はおそらく「門外漢が口を出すな」といったところでしょう。そもそも「吐き気」に関しては、いちおう内科医の私も「専門家」なのですが……。

これこそまさに自分のタコツボに籠って他との交流を断ち、自分のタコツボの中だけですべてを解決しようとする姿勢の典型例だと言えます。

このままでは文字通り「話にならない」ので、私は倉本さんに改めて内科医を紹介して、しゃっくりの薬を出してもらうよう勧めました。倉本さんも私を信じてくれて、私の助言に従ってくれました。

その後、倉本さんから、しゃっくりの薬を飲んだところ、それまで悩まされていた「吐き気」がすぐに治ったという嬉しい報告がありました。

倉本さんは、現在も元気に働いています。

結局、しゃっくりはただのしゃっくりであり、心の病気でも何でもなかったのです。

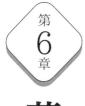

第6章

薬を飲む前にできること

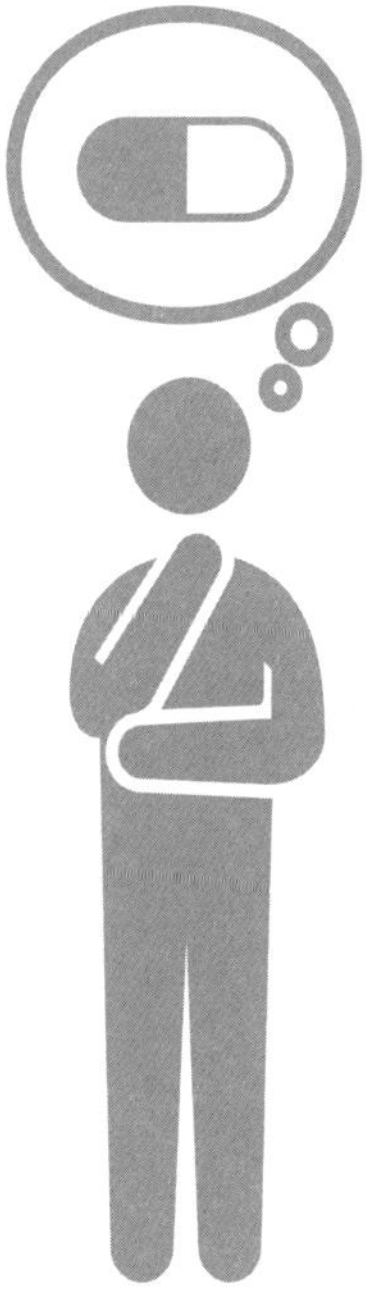

事例⑨　死んだ瞳に輝きが戻った

森田さん（仮名）は、大企業の下請けで工事現場の作業を請け負う会社に勤めている40代の男性です。学生時代には野球に打ち込んでいて、エース投手で4番打者、さらにはキャプテンまで任されていたそうです。今でも地元のプロ野球チームの応援に行くのが一番の趣味だと、よく私に話してくれていました。かつてチームの大黒柱だった人だけに、やはりバイタリティに溢れているな、という印象を受けたものです。

ところが、そんな彼がある日の面談で突然、なぜだかわからないけれどすべてが嫌になったと私に訴えてきました。

さらには、人混みのなかに行くのが恐くなったとも言います。

私は、職場での悩みや家庭の状況など、森田さんの落ち込みの原因を探るべく、いろいろと質問をしてみました。

すると、森田さんは、ほとんどの質問において、後ろ向きな答えを返してきます。

「仕事は自分ひとりで何とかやっています」

「職場の人間とは仕事以外でほとんどつき合いはありません」

「仕方ないので仕事は何とかやっていますが、実はいつ辞めてもいいと思っています」

「兄弟が近くに住んでいますが、音信不通です。そもそも会って話すことがありません」

「両親は健在ですが帰郷することはほとんどありません」

「まだ独身ですが、今さら結婚する気なんて、さらさらないです」

何を聞いても、このような感じなのです。

また、あれだけ楽しみにしていた野球観戦も、今は人混みが怖いので、全く行く気にならないとのことでした。それでも一度だけ、無理をして行ってみたけれど、やっぱり怖くなってすぐに帰ってきたと言います。

将来の希望についても聞いてみましたが、「将来の希望と言われても、今が精いっぱいで何も考えられないです。そもそも人混みが怖くて頭がいっぱいなんです」と返されました。

私もさすがにこれは普通の精神状態ではないと思いました。

一般的な産業医の判断だと、すぐにでも精神科医を紹介することでしょう。

しかし、私にはその前に森田さんに試してみてほしいことがありました。

それは、「10 Natural Depression Treatments（10の自然うつ病治療法）」というものです。

産業面談で悩める社員とたくさん出会い、彼らを精神科医と抗うつ薬に頼らず立ち直らせる方法はないかと毎日模索していたところ、海外の医療情報サイトでこれを見つけました。UCLA（カリフォルニア大学ロサンゼルス校）を拠点にうつ病の治療法を長年研究している精神科医イアン・クック（Ian Cook）先生が監修に関わっているようです。

ただし、個人的には「うつ病治療法」と言うほど大げさなものではないと思うので、私は「〝うつ病かな？〟と思ったら精神科に行く前に試してほしい10の方法」と解釈して悩める社員に紹介しています。抗うつ薬と違って副作用もなく、安全で簡単なものばかりなので、精神科を受診する前に一度は試してみる価値がある内容ばかりです。

さて、私は、すべてにおいて後ろ向きだった森田さんに「10の方法」を紹介してみました。単に内容をまとめた紙を森田さんに渡して見せたわけではありません。私が「10の方法」を音読しながら必要に応じて解説を加えるというやり方で、森田さんと一緒に中身をひとつひとつしっかり確認していったのです。

すると、話を進めていくうちに森田さんの瞳にうっすらと涙が浮かんできました。

そして、すべての内容を一緒に確認し終えた時、森田さんは目に輝きを取り戻して、こう言いました。

「先生。わかりました。この方法、やってみます。これならできそうな気がします。僕も少しがんばってみます」

あれだけ後ろ向きだった森田さんが、前向きな言葉を発してくれるようになりました。

その様子を見て、私は、精神科に行って抗うつ薬を飲む前に、自分で元気を取り戻すためにできることがたくさんあるのだと改めて確信したのです。

「うつ病かな？」と思ったら試してほしい10の方法

私が森田さんに紹介した「10の方法」とは、次のようなものです。

①ルーチンワークをこなす

気分が落ち込んでいる時ほど、ルーチンワーク（きまりきった日常の仕事）をこなすように努めてください。掃除や洗濯、それが難しければ、起きてまず最初に布団をたたむなど、本当に簡単なことで構いません。

気分が落ち込んでいると日常のきっちりした枠組み自体がどうでもいいと思って、そういう枠組みを壊してしまいたい気持ちになってしまいます。そうすると、1日1日の区別がつかなくなって、時間の感覚が鈍り、日常がメルトダウンしてしまうのです。

そうならないために、できるだけ普段通りのタイムスケジュールで行動することを心がけましょう。それがうつ状態の泥沼から抜け出す第一歩になるかもしれません。

②目標を決める

気分の落ち込んでいる時には、どんな些細なことも自分にはできないような感覚に陥ってしまいます。そして、そう思えば思うほど、ますます自己評価が低くなっていきます。

そんな時には、日常生活のなかで、自分なりに目標を立ててみてください。はじめは本当に小さな目標でかまいません。例えば、「お皿を1日おきに洗うようにする」でもいいのです。ただし、達成できるものにしてください。

その目標が達成できれば、次はもう少しだけ大きな目標を立ててみるといいでしょう。その経験を少しずつ積み重ねていけば、落ち込む前の自分にできていたことなら、同じようにできるようになるはずです。

③ 運動してみる

運動することで、脳内のエンドルフィンが増えると言われています。エンドルフィンは「脳内麻薬」や「快楽物質」とも呼ばれ、人間の幸福感に関係するとされる神経伝達物質です。ようするに、運動をすれば、気分が良くなりやすいというわけです。また、定期的な運動は、脳の働きを前向きな姿勢に変えるとも言われています。

運動といってもマラソンを完走するような激しいメニューは必要ありません。1週間に2、3回散歩する程度で十分です。

④ 健康的な食事をする

気分の落ち込みを治す魔法の食事があるわけではありません。しかし、自分の食事の習慣を見直すことはとても大事なことです。

気分の落ち込みが食べ過ぎにつながる傾向がある人は、食欲をコントロールすることがうつ状態の改善に役立つと考えられています。

また、鮭やマグロに含まれているオメガ3脂肪酸や、ほうれん草やアボカドに含まれている葉酸は、うつ状態の緩和に効果があるとクック先生は言っています。

⑤ 十分な睡眠を取る

気分が落ち込んでいる時には十分に睡眠をとることが難しくなります。そして、よく眠れなければ、さらにうつ状態が悪くなってしまいます。

では、うまく眠れない時には、どうすれば良いでしょうか。

生活スタイルを少し変えてみましょう。同じ時間にベッドに入り、同じ時間に起きるようにしましょう。昼寝は出来るだけやめてください。

また、寝室には、気晴らしになるようなテレビやパソコンは持ち込まないようにしましょう。これらを守れば、そのうちきっとうまく眠れるようになり、十分な睡眠がとれるようになるはずです。

⑥ 責任のあることをしてみる

気分が落ち込むと人生に対して後ろ向きな気持ちになりがちです。そのため、家庭や職場において、責任ある仕事を放棄したくなるかもしれません。しかし、それではいけません。

日常の責任ある義務を果たしていくことは、日常生活のリズムを維持し、憂うつな気分を撃退するのに役立ちます。また、義務を果たすことによって、自分自身の価値を再確認できますし、達成感も得られます。

毎日、仕事や学校にフルタイムで行くのは大変かもしれないですが、ほんの少しでもいいのです。少しでも、職場や学校に顔をだしてみましょう。それでも、無理だと思うなら、何かボランティアでもしてみましょう。

⑦マイナス思考を止めてみる

落ち込んだ気分の最も効果的な撃退方法のひとつは、自分自身の考え方を変えることです。落ち込んだ状態の時は、どうしても最悪の結果を考えてしまいがちで、思考に論理的な飛躍も見られます。もし、最悪の結果ばかりが頭に思い浮かんでくる時は、落ち着いて、論理的に考えてみましょう。

もしかすると、あなたは「自分のことなんか誰も好きではない」と感じているかもしれません。でも、そう考える根拠はどこかにあるのでしょうか。あなたは、自分が地球上で一番価値のない人間だと感じているかもしれませんが、本当にそんなことがありえるでしょうか。

論理的な思考に慣れていない人には、ちょっとした練習が必要かもしれませんが、慣れてくると、マイナス思考がコントロール不能になるほどとめどなく出てくる前に、それらをひとつひとつ撃退することができるようになるでしょう。

⑧サプリメントを使う前には医師に相談する

「うつ病への効果が有望視されているサプリメントはいくつか存在している」とクック先生は言います。たとえば、オメガ3脂肪酸や葉酸、活性メチオニンなどを含むものです。しかし、大半のサプリメントには、いまだ確実なエビデンスがありません。今後さらなる研究が必要な段階です。

そのため、サプリメントを始めようとする時には、必ず主治医に相談して下さい。特に、すでに何かしらの薬を飲んでいる人は、必ず相談する必要があります。

⑨何か新しいことを始めてみる

気分が落ち込んでいると、まるで轍《わだち》にはまったような気になって、新しいことを始めようとは思えなくなるかもしれません。

しかし、そういう時にこそ、新しいことを始めてみましょう。自分の背中を押してみてください。

博物館や美術館に行ってみる。本を手に取って、公園のベンチで読んでみる。アルバイトやボランティアを始めてみる。語学の勉強を始めてみる……何でもいいのです。

「何か新しいことにチャレンジすると脳に化学的な変化が起こる。脳内のドーパミンレベルが上がり、喜びや楽しみやの感覚が戻ってきて、学習の能率も上がる」とクック先生は言います。

クック先生の言っていることはあくまで仮説ですが、副作用のある薬で脳に化学的変化を起こすよりもよっぽど安全で、実りの多い方法だと思います。

また、新しいことへのチャレンジが憂うつな気分を吹き飛ばすのに役立つという話は、単純に個人的な経験からも納得できるものがあります。

⑩楽しめるようにがんばってみる

気分が落ち込んでいる時でも、何か自分なりに楽しめるものを見つけ、それを楽しむ時間を作ってください。

「何も面白いと感じられない場合はどうすればいい？」と思われるかもしれませんが、とにかく自分が楽しめるまで、いろいろなことを試し続けてみてください。

奇妙に聞こえるかもしれませんが、楽しみを見つけるためにがんばるのです。

以前自分が楽しんでいたことを思い出して、それを実行する計画を立てるのです。

たとえそれが苦しい肉体労働や苦役のように感じられても、とにかくやってみてくださ い。週末に映画に行く習慣があった人はそれを続けて下さい。友達とご飯を食べに行くのが楽しみだった人はそれを続けて下さい。

「気分が落ち込んでいると、人生の楽しみを感じるコツを忘れてしまうのです」とクック先生は言います。

憂うつな気分から脱出するためには、そのコツを思い出さなければならないのです。時が経つにつれ、楽しいことを本当に楽しいと再び感じられるようになるでしょう。楽しみを感じられるなら、「本当のうつ病」ではありません。つまり、楽しいという感覚さえ取り戻すことができれば、あなたはうつ病ではなくなるのです。

うつ病患者に「がんばれ」は禁句なのか?

以上が私が森田さんに紹介した「10の方法」です。

「自分がうつ病だと思っても、一歩踏み出してがんばれば何とかなる」というクック先生の強いメッセージがそこに含まれているような気がします。「うつ病かもしれない人にがんばれは禁句」という日本の常識とは真逆のメッセージです。

ちなみに、がんばれが禁句なのは、責任感が強過ぎてがんばり過ぎてしまうような、自分を責めるタイプの「本当のうつ病」の人に対してだけです。

仕事中だけ気分が落ち込み、プライベートを満喫しているような「自称うつ病」の人は、本当にもっとがんばるべきです。本人にそれを言うと「うつ病なのにがんばれと言われた‼」と騒ぎ出すかもしれませんが……。

とにかく、私が「10の方法」を紹介したあと、森田さんは宣言通り、本当に「がんばって」くれました。また、前向きな言葉も、だんだんと本人の口から発せられるようになってきています。

よくよく確認してみると、そもそも森田さんの落ち込みの原因は、彼ひとりに仕事の負担がかかり過ぎていたことにありました。かつてエースで4番のキャプテンだったこともあり、森田さん自身、人から頼られることに慣れていたのでしょう。

やはり問題の本質は、労働環境にあったのです。

このように、今日のうつ病のパラダイムの下では、本人も周囲も気づかないところで労働環境の問題が個人のメンタルの問題にすり替わっている可能性があります。

私は、森田さんの上司と相談して、彼ひとりに負担がかからないよう、仕事を分散してもらいました。森田さんは、現在も精神科に通うことなく、仕事を続けています。

おそらくこの森田さんのケースも、精神科を受診していれば、うつ病かその他の精神疾患だと診断されて、抗うつ薬を飲まされることになっていたと思われます。つまり、終わらない投薬治療が始まっていたかもしれないということです。

「本当のうつ病」ならともかく、DSM診断によって「うつ病」のレッテルを貼られるかもしれない「人生の悩みによる落ち込み」は、この「10の方法」を試せば、本人の努力次第で治せる可能性があります。何度も言うように「人生の悩みによる落ち込み」はもともと病気ではないので「治せる」というのもおかしな表現ですが……。

ここ1ヶ月ほど、激しく気分が落ち込んでまったくやる気が出ない。自分はうつ病になったのかもしれない。精神科に行って精神科医にいろいろ相談して、薬を飲めばちょっとは楽になるかな——もしあなたの頭にそんな考えがよぎった時には、精神科に行く前にぜひこの「10の方法」を試してみてください。

どうすれば薬を止められる？

では、すでに精神科に通っていて、抗うつ薬を飲み続けているという人はどうすればいいでしょうか。

本人が主治医を信頼していて、自分でも薬が効いている実感がある（しかも特に副作用にも悩まされていない）なら、そのまま通い続けてもいいかもしれません。

しかし、本人が薬を止めたいと思っているにもかかわらず、主治医が減薬に協力的でないなら、残念ながら、日本の現状において、私からアドバイスできることは本当に限られています。

第4章でも述べた通り、抗うつ薬は、突然中止すると、気分の落ち込みが強くなったり、不安や不眠、焦燥感など、いろいろとひどい症状が現れることがあります。

脳内の化学物質（モノアミン）のアンバランスがうつ病をはじめとする精神疾患を招くという考えは、ただの仮説に過ぎませんが、抗うつ薬には、確実に脳内に化学的なアンバランスをもたらす作用があるからです。

そのため、今、薬を飲んでいる人、しかも五種類も六種類も飲んでいる人が薬を止めるためには、本人の強い意思と、主治医のしっかりしたフォローが必要です。主治医が減薬に協力的でない場合は、主治医を変えてみるのもひとつの手でしょう。

患者にとってはあまり参考にならないかもしれませんが、ここでアメリカの精神科医ピーター・ブレギン（Peter Breggin）先生が著書『Brain-disabling treatments in psychiatry』の中で述べている、精神科医目線で見た精神科薬の止め方を紹介したいと思います。ブレギン先生は、一貫して精神科領域の過剰投薬に警鐘を鳴らしてきた医師であり、「アメリカ精神医学の良心」とも呼ばれています。ブレギン先生の著書はまだ日本語に翻訳されていないので、以下に訳して引用します。

薬を中止しようと精神科医が思ったなら、患者さんの症状を注意深く観察しなければならない。自分の経験では少なくとも週に1回患者さんを診察する。もちろん、24時間いつでも電話連絡ができるようなオンコール体制は確実に取っておく。また、家族にもしっかり説明して、患者さんに何か起これればすぐに連絡するよう、しっかり説明しておく。そういう前提があって初めて、薬を止めていく体制が整ったことになる。

精神科の薬というものは、ある症状を抑えるように設計されたものだから、それを止めようとすると必ず、反対の症状が出る可能性がある。これは、薬を飲んでいる状態の時には、脳がその薬になんとか適応しようとして、脳内のモノアミンバランスを必死に変えているのである。

たとえばタバコは気持ちを落ち着かせる作用がある。だから、タバコの禁断症状は、とてもイライラしてやりきれないという類のものとなる。アルコールは脳の機能を抑え、活動性を鎮める方向に働く。だから、アルコール依存症の人にアルコールを止めさせると、激しく暴れたり、ひどい場合には痙攣を起こしたりするのである。

同じように、精神安定剤を止める時には、反応性に暴れ出したり、不眠になったり、不安が強まったり、極端な場合には、痙攣を起こしたりしてしまう。

これと反対の作用の神経刺激薬であるリタリンやアデラール（アンフェタミン）を止める時には、だるさや眠気、体が壊れてしまったように動けなくなる等の症状が出てくるのである。

リチウムは躁状態を抑える薬だから、これを止めようとする時には躁症状が強く出てくることが多い。

薬を止めるのに、こうすれば確実にできるという方法はいまだ確立されていない。しかし、いずれにしても医療スタッフと、患者さんの確固とした協力が必要だし、家族への説明もしっかりしておくことが大事である。

同時に何種類もの薬を飲んでいる人は、一度に全部止めるのは、大変危険でやってはいけないことである。1種類ずつ少しずつ減らしていく必要がある。少なくとも、10日以上はかけて、ゆっくり減らしていかなければならない。

最近処方され始めた薬からやめていくのが原則である。なぜなら、長年飲んでいる薬は、その薬の作用によってモノアミンバランスを崩し続けているので、これを元に戻していくのは、脳にとっても難しいのである。短期間しか飲んでいない薬の方がモノアミンバランスの回復が比較的短期間で可能なのである。

薬を止める時には、命に関わるような症状が出るかもしれないから、いつでも救急外来等に受診できるような体制を取っておく必要がある。抗不安薬、睡眠薬を止めるときには痙攣発作を起こすことがある。

一度飲み始めた精神科薬を止めるのが、いかに危険で大変なことか、わかっていただけたかと思います。

向精神薬を飲み続けていると出てくる恐ろしい副作用

ブレギン先生は同書でSSRIに関しても特に注意を喚起しており、「SSRIを中止する時に出てくる症状は長年の間、精神科では無視されてきた。今でも実はそうなのである。私の経験ではSSRIを止める時には次のような症状が出てくる」として、以下の9つの症状をあげています。

①めまい、耳鳴り
②頭や首や肩などに電気ショックを受けたような感覚
③吐き気、嘔吐
④インフルエンザ様症状
⑤悪夢、不眠
⑥神経過敏

⑦薬を飲み始める前とは質の違った、うつ症状（簡単に泣き出す等）
⑧薬を飲まないと、急に不安になる。
⑨躁状態になる。浅はかな感情やクラクラ感、判断力の低下。

製薬会社のプロパガンダもあって、日本ではSSRIがひじょうに安全性の高い薬だと信じられています。しかし、その実態は、服用中のみならず、止めた後にもたくさんの副作用に悩まされる厄介な薬であることがブレギン先生の説明からわかります。

さらに、ブレギン先生は、SSRIやその他の向精神薬に見られる副作用として「Tardive dyskinesia」（以下TD）というものを紹介しています。

日本では「遅発性ジスキネジア」と直訳されており、その症状は、全身のさまざまな筋肉が自分の意思でうまく調節できなくなるというものです。すなわち、それは、他の人から見ると、本人が自分で勝手に動いているのか、止められなくて困っているのかわからないような動きになります。

たとえば顔面の筋肉に異常をきたせば、自分の意思とは関係なく表情が歪んでしまいます。あるいは、呼吸筋がうまく動かなくなったり、食べ物を飲みこむのに使う筋肉がうまく動かなくなったりすることもあります。

アメリカ精神医学会が医療行為が原因で発生したTDの頻度を調べたところ、2年間向精神薬を飲んでいる人の少なくとも10%から20%にTDの症状が見られたとのことです。また、それ以上向精神薬を飲み続けているケースでは40%の人にTDの症状が現れているという結果が出ました。

精神科ではこのような薬が安易に処方されているのです。門外漢の内科医である私からすると、その感覚はなかなか信じがたいものがあります。

患者の苦しみは病気か、副作用か

薬の副作用が出ても、多くの精神科医は、それを病気の症状ととらえる傾向にある気がします。

手の震え、だるさ、下痢、頭痛など、患者さんはさまざまな症状を訴えますが、それらを副作用ではなく病気の症状ととらえ、薬をさらに増やしていくのです。

内科医からすると、あれだけ副作用の多い精神科薬を数種類も飲んでいれば、副作用が出ないはずがないと考えるほうが自然だと思うのですが……。

　確かにそうした症状が必ずしも副作用だと断言できないにせよ、ひとつの可能性として、考慮に入れてもいいはずです。

　しかし、そのような考えの精神科医には、ほとんど出会いません。大半の精神科医が「これくらいの量と種類の薬は、一般的に出されているから問題ないだろう」という感覚で処方しているように思えます。

　精神科医の先生方には、やむを得ない場合にのみ、精神科薬を緊急避難的に使用してもらいたいものです。今日のうつ病患者は、病気そのものの症状ではなく、薬の副作用で苦しんでいるだけかもしれないのですから……。

　産業医としての私の経験から結論を言わせてもらえば、精神科薬はできるだけ飲まないに越したことはありません。

　ネガティブな結論しか出せないのが残念でならないのですが、日本の現状を踏まえると、安易に薬を処方する精神科やメンタルクリニックには、できるだけ行かないに越したことはないのです。

　もうすでに精神科に通っていて、薬を止めたいという方は、減薬に協力的な医師を見つけるしかありません。

実体がわからないので、無責任に具体的な名前等は出せませんが、減薬に正面から向き合ってくれる精神科医の先生もいると耳にしたことがあります。

本気で薬をやめたいと考えているなら、ぜひとも、減薬に熱意をもって取り組んでくれる医師を真剣に探してみてください。

参考文献

〈和書〉【単行本】

アレン・フランセス著　大野裕監修　青木創訳『〈正常〉を救え―精神医学を混乱させるＤＳＭ－５への警告―』講談社、２０１３年

イーサン・ウォッターズ、阿部宏美訳『クレイジー・ライク・アメリカ―心の病はいかに輸出されたか―』紀伊國屋書店、２０１３年

内海聡『精神科は今日も、やりたい放題』三五館 ２０１２年

大野裕『うつを治す』ＰＨＰ研究所 ２０１０年

大野裕『認知療法・認知行動療法 治療者用マニュアルガイド』星和書店 ２０１０年

笠原嘉編『躁うつ病の精神病理』弘文堂 １９７６年

神庭重信・内海健 編『うつの構造』弘文堂 ２０１１年

木村浩一郎『治す！うつ病、最新治療』リーダーズノート２０１３年

佐古泰司　飯島裕一『うつ病の現在』講談社、２０１３年

佐藤隆『職場のメンタルヘルス実践ガイド』ダイヤモンド社 ２０１１年

ジェレミー ムーンチャイルド『うつは心の薬害 抗うつ薬により大うつ病になったパパの手記』（kindle 版のみ）ジェレミー ムーンチャイルド Amazon services international ２０１７年

嶋田和子『精神医療の現実　処方薬依存からの再生の物語』萬書房 ２０１４年

張賢徳『うつ病新時代』平凡社 ２０１０年
日本精神神経学会（監修）高橋 三郎（翻訳）大野 裕（翻訳）染矢 俊幸（翻訳）『ＤＳＭ－５ 精神疾患の診断・統計マニュアル』医学書院、２０１４年
野田正彰『うつに非ずうつ病の真実と精神医療の罪』講談社 ２０１３年
野村総一郎『うつ病の正しい理解と治療法』インプレス ２０１５年
野村総一郎監修『ウルトラ図解うつ病―正しい理解と適切な治療で元気を取り戻す―』法研、２０１５年
宮内倫也『こうすればうまくいく！精神科臨床はじめの一歩』中外医学社 ２０１４年
宮島賢也『自分のうつを治した精神科医の方法』河出書房新社 ２０１０年
村松太郎『うつは病気か甘えか』２０１４年 幻冬舎
「治験薬年報　ai Report 2011」株式会社シーマ・サイエンスジャーナル、２０１１年

〈洋書〉【単行本】※洋書単行本のタイトルに関しては翻訳しております。

Alan Schwartz *ADHD Nation*［ADHD 国家］Scribner 2016
Allan V. Horowitz Jerome C Wakefield *The Loss of Sadness How psychiatry transformed normal sorrow into depressive disorder*［悲しみの喪失 精神科医療はどうやって当たり前の悲しみを鬱病という事にしてしまったか］Oxford universty press 2007
Allan M. Brandt *The Cigarette Century*［タバコの世紀］Basic books 2009
Allen Frances *Saving normal 1. an insiders revolt against out-of-control psychiatric diagnosis, DSM-5, big pharma, and the medicalization of ordinary life*［正常とは辞書によると精神科の診断、DSM5、製薬会社の大資本、普通の生活をあたかも全て医学的に説明できるかのようにすること それら全ての事に反抗する輩のことである］HarperCollins 2013

Carl Elliot *Better than well*［普通じゃ嫌だ］Norton Paperback 2004
David Kemmerer *Cognitive neuroscience of language*［言語の認知神経科学］Psychology press 2015
David Healy *Let them eat Prozac*［あいつらにプロザックを食べさせろ］New York university Press 2004
David Healy *Pharmagedon*［ファルマゲドン 薬でこの世が終わりになる］University of California Press 2013
Donald W.Goodwin Samuel B. Guze *Psychiatric Diagnosis*［精神科診断学］Oxford university press 1996
Dick Swaab *We are our brains*［我々は脳である］Penguin books 2014
Edward M. Hallowell and John J. Rates *Driven to Distraction*［衝動を抑えられない人々］Random House 1995
Edward Shorter *How everyone became depressed*［どうやって誰もがうつ病にされたのか］Oxford university press 2013
Ethan Waters *Crazy like US*［アメリカ人の様に世界中の人が精神病に］Free Press 2010
Eric R. Kandel *In Search of memory*［記憶の研究について］Norton paperback 2007
Eric R. Kandel *The age of insight*［思索の時代］Random House 2012
Gary Greenberg *manufacturing depression*［うつ病生産工場］Simon and Shuster 2010
Ian Hacking *Mad Traveler*［気狂い旅行者］The university press Virginia 1998
Irving Kirch *The emperors new drugs*［皇帝陛下の為の新しい薬］Basic Books 2010
James Davies *Cracked The unhappy truth about psychiatry*［破壊されたもの 精神科についての不幸な真実］Pegasus books 2013
Jeffery A. Lieberman「*The untold story of psychiatry*」［精神科において語られなかった話］Little,Brown and company 2015
Joel Paris *Overdiagnosis in Psychiatry*［精神科に於ける過剰診断。近代精神医学はどうやって道を踏み外してしまったのか。人生の殆ど全ての不幸を病気に仕立て上げてしまいつつ］Oxford university press 2015
Markus Gabriel *I am not a Brain*［私は脳そのものではない］Polity Press 2017

Michael Corry *Depression an emotion not a disease*［落ちこみ感情であって病気ではない］Aine Tubridy Mercier Press2005
Michael S.Gazzaniga *Tales from both sides of the brain*［脳の両側からのお話］Harper Collins Publisher 2015
Nicolas Rasmussen *On Speed*［覚醒剤についてアンフェタミンは何度も生き返る］New York university press 2009
Peter D. Kramer *Listening to Prozac*［プロザックの声を聞け］Penguin books USA 1993
Peter R. Breggin *Brain-disabling treatments in psychiatry*［精神科に於ける脳の機能を低下させることによる治療］Springer 2008
Peter R.Breggin and David Cohen *Your drug may be your problem*［あなたの飲んでいる薬が本当は問題なのかもしれない］Da Carpo press 2007
Peter R. Breggin *Toxic psychiatry*［毒物による精神科医療］St.Martins Press 1991
Peter R. Breggin *guilt shame and anxiety*［罪悪感、羞恥心、不安感 負の感情を理解するために］Prometheus Books 2014
Ramachandran and Sandra Blakelee「*Phantoms in the Brain*」［脳の中の幻影］Harper Collins 1998
Robert Whitaker *Anatomy of an epidemic*［精神病蔓延の解剖学］Broadway books New York 2015
Robert Whitaker *Mad in America Bad science, bad medicine, and the enduring mistreatment of the mentally ill*［アメリカに於ける狂気 悪い科学、悪い医学が精神疾患の誤診を起こし人々はそれに耐えざるを得ない状態である］Basic books 2010
Robert Whitaker and Lisa Cosgrove *Psychiatry under the influence*［色々なものの影響下にある精神医学］Palgrave Macmillan 2015
Siddhartha Mukherjee *The Emperor of all Maladie*［悪の皇帝］Scribner 2010
Terry Lynch *Depression Delusion*［うつ病という名の妄想］Create Space 2015
Thomas S. Szasz *The myth of mental illness*［精神疾患という名の神話］Harper perennial 1974

〈英語論文〉

Ballenger JC, Davidson JR, Lecrubier Y, Nutt DJ, Kirmayer LJ, Levine JP, Lin KM., Tajima O, Ono Y. "Consensus statement on transcultural issues in depression and anxiety from International Consensus Group in Depression and Anxiety." J. Clin Psychiatry. 2001; 62 Suppl 13: 47-55

BS McEwen, S Chattarji, DM Diamond, TM Jay, L P Reagan, P Svenningsson & E Fuchs "The neurobiological property of tianeptine (Stablon); from monoamine hypothesis to glutamatergic modulation." Molecular Psychiatry volume 15, pages 237-249(2010)

"Controversy over DSM-5: new mental guide" ,Nursing Times 24 August, 2013

"DSM 5 Is Not Bible-Ignore Its Ten Worst Changes" ,Psychology Today Posted Dec 02, 2012

Erick H. Turner, M.D., Annette M. Matthews, M.D., Eftihia Linardatos, B.S., Robert A. Tell, L.C.S.W., and Robert Rosenthal, Ph.D. "Selective Publication of Antidepressant Trials and Its Influence on Apparent Efficacy" 2008

Fall Leichesenring, Christian Steinert "Is Cognitive Behavioral Therapy the Gold Standard for Psychotherapy? The Need for Plurality in Treatment and Research." JAMA. 2017;318(14): 1323-1324

H. Christian Fibiger "Psychiatry, The Pharmaceutical Industry, and The Road to Better Therapeutics" Schizophrenia Bulletin, Volume 38,Issue 4, 18 June 2012, Pages 649-650

Jose de Leon, "Is it time to awaken Sleeping Beauty? European psychiatry has been sleeping since 1980". Rev Psiquiatr Salud Ment (Barc.). 2014;7(4):186-194

Nancy C. Andreasen "DSM and the Death of Phenomenology in America: An Example of Unintended Consequences" 2007

Regier DA, Hirschfield RM, Goodwin FK, Burke JD Jr, Lazar JB, Judd LL. "The NIMH Depression Awareness, Recognition, and

Treatment Program: structure, aims and scientific basis." Am J Psychiatry 1988 Nov;145(11): 1351-7
Richard A, Friedman , M. D. "Grief, Depression and the DSM-5" ,N Engl J Med 2012;366:1855-1857
Steve Taylor Pd D "Chemical lobotomy" Psychology today Mar 04 2016
Tony Kirby "Ketamine for depression : the highs and lows" Lancet Psychiatry Volume 2 No9 783-784
Trivedi MH, Rush AJ, Wisniewski SR, Nierenberg AA, Warden D, Ritz L, Norquist G, Howland RH, Lebowitz B, McGrath PJ, Shores-Wilson K, Biggs MM, Balasubramani GK, Fava M; STAR*D Study Team. "Evaluation of outcomes with citalopram for depression using measurement-based care in STAR*D: implications for clinical practice." 2006
Zarate CA Jr1, Singh JB, Carlson PJ, Brutsche NE, Ameli R, Luckenbaugh DA, Charney DS, Manji HK. "A randomized trial of an N-methyl-D-aspartate antagonist in treatment-resistant major depression." 2006

〈参考ホームページ〉

レベッカ・ブラックマン「Could a drug prevent depression and PTSD?（薬でうつ病やＰＴＳＤを予防することは可能か？）」September 2016 at TED　NewYork
URL : https://www.ted.com/talks/rebecca_brachman_could_a_drug_prevent_depression_and_ptsd
Nature News "US mental-health agency's push for basic research has slashed support for clinical trials" 13 June 2017
URL : https://www.nature.com/news/us-mental-health-agency-s-push-for-basic-research-has-slashed-support-for-clinical-trials-1.22145

Nature NewsSara Reardon “Rave drug holds promise for treating depression fast” 07 January 2015
URL：https://www.nature.com/news/rave-drug-holds-promise-for-treating-depression-fast-1.16664
R. Morgan Griffin “10 Natural Depression Treatments” 2012

〈ウェブ公開資料〉

厚生労働省「患者調査」
URL：http://www.mhlw.go.jp/toukei/list/10-20.html
厚生労働省「医療施設調査」
URL：http://www.mhlw.go.jp/toukei/list/79-1.html
日本うつ病学会　気分障害の治療ガイドライン作成委員会「日本うつ病学会治療ガイドライン　Ⅱ．うつ病（DSM-5）／大うつ病性障害」２０１２年作成　２０１６年７月第２回改訂
URL：http://www.secretariat.ne.jp/jsmd/mood_disorder/img/160731.pdf

〈雑誌〉

Mandy Oaklander “The Anti Antidepressant, Depression afflicts 300 million people.One-third don't respond to treatment. A surprising new drug may change that.” Time Vol 190 NO 6 2017

おわりに

今から思えば、本書の執筆は、6年前、とある企業から、職場の管理職に向けて、メンタルヘルス対策の講演をして欲しいと依頼された時に始まっていたのではないかと思います。その際、講演会用の資料としてパワーポイントで作ったスライドが本書のルーツです。当時の私は、内科の産業医向けのメンタルヘルス対策入門書は、たくさん世に出ています。そうした入門書を参考にして、スライドを作りました。

講演会は都心の小さな商社の会議室で行われました。しかし、その時の講演内容は、自分で話しておきながら、どこか表面的な印象を受け、聴講者も、私自身も、あまり得心がいかないものでした。

その後、私は、さまざまな企業で産業医を務めるようになり、多種多様なメンタル休職者と、彼らの診断書に接する機会が増えていきました。それと同時に、明らかに常識外れな行動を取るメンタル休職者にも出会うようになりました。そのうちの数名は、本書で事例として紹介しています。

私は、彼らの常識外れな行動が、明らかに服務規律違反だと感じました。

そして、なぜ誰もそれを注意できないのか、当初はまったく理解できませんでした。

しかし、やがて精神科医の診断書が「水戸黄門の印籠」として扱われているから、誰も何も文句が言えないのだということがわかってきたのです。

すると、次の疑問が湧いてきます。

「なぜ明らかに常識に反するような診断書を精神科の先生は書いているのか？」

今でもそうですが、私は、精神科の先生は、人当たりがよく、やさしくて真面目な医師が多いと認識しています。実際、知り合いの精神科医は、みんな勉強熱心で真面目な人達ばかりです。誠実に患者さんを診ている姿が容易に想像できます。

一方、産業医学の現場で目にする精神科医の診断書は、常識に反するものばかりでした。こんなものを認めていては社会の道徳が壊れてしまう――そんな危機感を抱かせるに十分な代物です。

そこで、私はうつ病をはじめ、メンタル休職に関わる精神疾患について、一から調べてみることにしました。

そして、衝撃を受けました。

と言うのも、私が学生の頃、ポリクリ（病院実習）で精神科医の中井久夫先生から教えてもらった精神疾患の概念とは、根本的に違うものだったからです。

ちなみに、中井久夫先生は、日本の精神医学界を代表する医師です。いわゆるオピニオンリーダーのひとりであり、私が中井先生から直接教えを受けたことを、一定の年齢以上の精神科医の先生に言うと、必ずうらやましがられます。

それはさておき、私は今日のうつ病（およびその他の精神疾患）が、ＤＳＭという診断基準に基づいて、あまりにも安易に診断できることに衝撃を受けました。

他科のこととは言え、迂闊《うかつ》にも「今日のうつ病」と「かつてのうつ病」がまったく違うものであることに、まったく気づいていなかったのです。

同じ「うつ病」という病名を昔から使い続けているのに、まさかここまで中身が変わっているとは……。

次に私は、精神科医がうつ病について説明する際に必ず出てくるモノアミン仮説（セロトニン仮説）についても調べてみようと思いました。

そして、またもや衝撃を受けます。

それまで私は、精神医学がもっと厳密に脳を研究していて、モノアミン仮説も近いうちに立証されるのだろうと純粋に考えていました。

しかし、フタを開けてみると、モノアミン仮説が唱えられてから50年以上、誰もうつ病患者のセロトニン濃度等を調べておらず、その仮説の正しさを証明できていないことがわかったのです。

それ以来、私は、産業医の仕事を通して感じたさまざまな疑問を徹底的に解決してやろうと思いました。

それらの疑問を解決するために、何十冊もの英語圏の本や雑誌、論文を読み漁りました。また、医学情報サイトにも目を通す日々が続きました。

その結果、日本のみならず世界中で、精神科の過剰診断・過剰投薬が大変な問題になっていることを知ったのです。

そして、ついに根本的な問題が何かがわかったような気がしました。

その考えをまとめたのが本書です。

できるだけ誤解のないように、本文でも何度か繰り返してきたつもりですが、本書は個々の精神科の先生や、メンタルの問題で悩む人々を批判するために書かれたものではありません。

医師も、患者も、多くの人々が真剣に悩みながら、メンタルの問題と向き合っていることとは重々承知しています。

しかし、それでも現実には、とんでもない常識外れな「おかしなこと」がまかり通る結果となってしまっているのです。

その原因については、本書を読んでくださったみなさんに改めて説明するまでもないかもしれません。

しかし、大切なことなので、もう一度だけ言っておきます。

今日、うつ病をめぐってさまざまな「おかしなこと」が起こっているのは、精神科医や患者、個人個人に問題があるわけではなく、うつ病という病気のとらえ方、すなわちパラダイムそのものがおかしいからです。

パラダイム自体を問い直さない限り、本書で紹介してきた「おかしなこと」は、間違いなく今後も続いていきます。

私が本書を著した目的は、ひとりの産業医として、真のメンタルヘルス対策とは何かを世の中に問うことです。

そして、究極の目的は、今日のうつ病の真実を世間の人にもっと知ってもらい、現在のパラダイムを変えるきっかけをつくることです。

大それた目標であることはわかっていますが、批判覚悟で誰かが声をあげなければなりません。

メンタルヘルス対策も含め、日本の精神医療は、このままでいいのか、まったく別の道を歩むべきなのか……。

みなさんにとって、本書がそれを考えるためのひとつの判断材料になれば、著者としてこれ以上の喜びはありません。

最後に、本書執筆にあたって、多大なるお力添えをいただいた吉田渉吾さんには心より感謝しています。また、本企画を実現するために会社の垣根を越えて奔走いただいた入江伸子さん、兼松桂子さん、川上聡さん、川本悟史さんに一方ならぬご支援を賜りました。この場を借りて御礼申し上げます。

二〇一八年二月

山田博規

山田博規（やまだ　ひろき）

1959年生まれ。1984年神戸大学医学部卒業後、住友病院内科勤務。1987年神戸大学医学部第三内科医員。1991年医学博士。2001年医療法人善仁会理事 大橋クリニック院長。2009年山田内科羽田腎クリニック院長。2011年日本医師会認定産業医に。2012年には、厚生労働省から労働衛生コンサルタントとして公認。その後、日本サムスン、オートバックス、浅草今半、千代田食品、日洋、海自検定協会、ジャパンディスプレイなど、さまざまな企業の産業医として、メンタルヘルスの問題を抱える多くの働く人々との面談を行っている。

ベスト新書
573

あなたは〝うつ〟ではありません

二〇一八年三月二〇日　初版第一刷発行

著者◎山《や》田《ま》博《だ》規《ひろき》

発行者◎塚原浩和
発行所◎KKベストセラーズ
東京都豊島区南大塚二丁目二九番七号　〒170-8457
電話　03-5976-9121（代表）
http://www.kk-bestsellers.com/

装幀フォーマット◎坂川事務所
本文デザイン◎木村慎二郎
DTP製作◎アクアスピリット
印刷所◎錦明印刷
製本所◎ナショナル製本

ISBN 978-4-584-12573-1 C0247